John C. Lundell

Anesthesia Basics
for Medical Students
and Resident Rotators

临床麻醉基础

编　著　〔美〕约翰·C.伦德尔
主　译　周红梅
副主译　王晓光

天津出版传媒集团
天津科技翻译出版有限公司

著作权合同登记号：图字：02-2022-069

图书在版编目(CIP)数据

临床麻醉基础 / (美)约翰·C.伦德尔
(John C. Lundell) 编著；周红梅主译. —天津：天
津科技翻译出版有限公司, 2023.5
书名原文：Anesthesia Basics for Medical
Students and Resident Rotators
ISBN 978-7-5433-4322-1

Ⅰ.①临… Ⅱ.①约… ②周… Ⅲ.①麻醉学 Ⅳ.
①R614

中国国家版本馆 CIP 数据核字(2023)第 037644 号

授 权 人：John C. Lundell
出 版：天津科技翻译出版有限公司
出 版 人：刘子媛
地 址：天津市南开区白堤路 244 号
邮政编码：300192
电 话：(022)87894896
传 真：(022)87893237
网 址：www.tsttpc.com
印 刷：天津海顺印业包装有限公司
发 行：全国新华书店
版本记录：889mm×1194mm 32 开本 4 印张 100 千字
2023 年 5 月第 1 版 2023 年 5 月第 1 次印刷
定价：36.00 元

译者名单

主　译　周红梅

副主译　王晓光

译　者(按姓氏汉语拼音排序)

安尔丹　华郭岳峰　李　琦　路　建

裴大庆　孙锦涛　　吴　城　徐　海

姚　远　张　梁　　章　斌　朱志鹏

中文版前言

　　住院医师规范化培训是医学生毕业后医学教育的第一阶段，是当代医师成长的必由之路，更是住院医师提高医疗技术和服务水平的关键阶段。目前随着我国住院医师规范化培训制度的日益完善，一批又一批的青年医师通过3年系统的、规范的临床历练，作为新生力量投身到医学事业之中。这些青年医师将来的执业过程之中或多或少都会与麻醉医师有工作上的沟通与配合，这就要求他们具备一定的麻醉基础知识，以便与麻醉医师配合工作，提升医疗服务质量。

　　众所周知，麻醉学是一门研究临床麻醉技术、生命功能调控、重症监测治疗及疼痛诊疗的综合性学科，涵盖了诸多基础及临床医学知识。无论是临床麻醉知识的积累，还是专业技能的养成，都需要长时间沉淀。如何把这些细致的、冗长的麻醉临床经验高效且不枯燥地分享给年轻住院医师，让他们在面对复杂的临床问题时能多几分从容，少些许局促，是我们团队翻译 John C. Lundell 教授编写的 *Anesthesia Basics for Medical Students and Resident Rotators* 一书的初衷。本书以第一人称视角全景式展现了 Lundell 教授从自身多年的临床工作经验归纳出来的麻醉学基础知识。

本书紧扣围术期医学全流程管理，系统讲述了从术前评估、术中气道管理、麻醉用药、麻醉监测，再到术后复苏、拔管，以及各种麻醉危象等环节的细节把控，既有严谨权威的麻醉学标准，又有世界先进规范的麻醉学设备仪器介绍及使用指导，当然更多的是将烦琐的麻醉工作，通过浅显易懂的语言全方位地展现给年轻的医学生和住院医师们。相较于教科书的理论传达，Lundell 教授的书里文字轻松，语言生动，用一种易于接受的方式传授复杂的麻醉日常，而在需要关注的重要事件上他也会用强调的口吻引起读者的注意。这也正好符合 John C. Lundell 教授自己所说："与其说这是一本规范的麻醉学教科书，倒不如说这是一本专供医学生和住院医师们的麻醉基础知识手册。"

感谢参与本书翻译的所有同事，正是他们严谨的工作态度、深厚的专业知识及精湛的翻译技巧才使得这本译著得以顺利呈现。本书的出版为国内广大医学生及初入临床的青年医师提供了一本简明实用的麻醉学基础知识参考书籍。由于中美两国在医疗体系、语言文化、管理模式等方面存在巨大差异，虽然我们在翻译的过程中尽可能地贴近原著，但仍有某些表达可能不够准确和通畅，敬请广大读者谅解，并提出宝贵的意见。

2023 年 1 月

前　言

　　多年以前，我负责医学生和住院医师的麻醉轮转带教。虽然部分医学生和住院医师可以接受长达 350 页的"基础"麻醉教材，但大多数人需要简洁的参考资料。由于我无法找到合适的手册，于是就自己写了一本书。多年来我对本书不断修改和完善，始终牢记最初的目的，《临床麻醉基础》的内容应该简明扼要，并且包含一些更实用的资料，可作为医学生和住院医师执业初期的参考材料或深入研究相关主题的起点。由于许多读者（如外科医生、急诊医生或内科医生等）将来会与麻醉医师一起工作，因此他们更需要了解麻醉幕后的事情。了解麻醉医师做什么，以及为什么这样做，不仅会加深彼此之间的工作关系，而且可帮助医务工作者提高患者的管理质量。

　　我力图让这本书简单易懂，有较强可读性，而非传统教科书般生硬和正式。我在书中强调临床日常工作中的麻醉原则和实践，时而也解释一些基础概念（和技能）。这些解释的目的是令深奥的概念易于理解，而不是一笔带过或包含过多的技术细节，导致难以理解或侧重点发生偏差。

　　我希望《临床麻醉基础》能够增加读者对麻醉专业的理

解,加强他们的轮转,并在以后执业时提供帮助。书中的内容是以我的个人经验为基础,并用相关文献佐证且将其详细阐述,以便大多数读者可以接受。本书旨在作为一个教学工具,而不是对麻醉的详尽研究或如何实施操作的权威指南,也不是临床经验的替代品,但其中每个章节的内容都是精准的。如果你发现某些内容有误,或者您有任何问题、意见或反馈,请通过我的网站与我联系:www.drjohnlundell.com。

致　谢

　　如果没有这么多人的帮助和鼓励,这本书就不会出版。我写的第一本书 *Anesthesia Basics for Perioperative Nurses* 是基于我在 20 多年前为住院医师从其他科室轮转到麻醉科而创作的小手册。在为围术期麻醉护士(我当时的主要读者)撰写教材后,我随之将其出版。然而我也意识到,轮转的住院医师们同样需要这样一本参考书。2005 年,我开始在贝勒大学医学中心工作, 我要定期与住院医师和医学生进行麻醉交流。我将这本小册子作为学生们的临床参考资料。随着时间的推移, 许多学生和住院医师都在麻醉轮转工作中随身携带它。我们系主任 Michael Ramsay 博士和他的执行助理 Susan Mill 总会积极地向轮转的住院医师们分发这本小手册,并且应他们的要求,我曾多次修改和更新这本小手册。

　　几年前,我的妻子鼓励我将这本小手册正式出版。在这之前, 我没有出版经验,但确实通过一位导师联系了出版商,出版商热情地接收了我的书,但经过几个月的审查,最终他认为没有市场。思虑再三,我选择了自费出版。我找到并委托他人创作插图,再一次为这些我熟识的感兴趣的读者们更新和修改了文字, 成功完成了出版。但是当 *Anes-*

thesia Basics for Perioperative Nurses 最终完成时，我仍然没有一本关于住院医师们轮转所需的书。

尽管这两本参考书有很多知识点是重复的，但《临床麻醉基础》更多是为非麻醉学领域的医学生和住院医师设计的。他们最终可能会成为外科医师或急诊医师，也可能成为消化内科、心内科或放射科医师，因此不可避免地会与麻醉医师密切沟通。他们也会在围术期接受患者关于麻醉方面的咨询或是在麻醉期间协助照顾患者。无论这些住院医师将面临何种临床操作，这本参考书都将对患者的围术期管理提供帮助。

和第一本书一样，在好朋友 Sergio Murillo 博士和 Phil Marzolino 的慷慨帮助下，我受益颇多。他们的意见和建议使本书的内容更加准确、丰富，图片更加清晰，在此表示感谢！

感谢 Steve Gilbert，他资深的写作与编辑经验使这本书成为一本精致的专业图书。

尽管书中许多图片来源于我的日常工作，但是插画师 Dean Neuenswander、Kai Miller 和 Madeline（Rhen）Lundell 的专业技能值得我再次表示感谢。

我的哥哥 David P. Lundell 一如当初出版第一本书时，始终鼓励我、为我加油，在此表示感谢！

当然，没有人比我的妻子 Andrea L. Lundell 博士更值得我感谢了。她一直是我最真挚的支持者、相濡以沫的伴侣、可靠的测试版读者和我最亲密的朋友。谢谢她陪伴我 30 年！如果没有她对我看似没完没了的写作、修订和对所有与书籍相关事物的痴迷持续的鼓励和支持，这个出版计划一定在萌芽阶段就夭折了。她不仅对书中许多章节的准确性和易读性给出建议,还帮助设计了这两本书的封面。再次对她的陪伴表示感谢。

最后,如果我不承认我生命中的机会、才能、指导和祝福,那么我就是一个疏忽且忘恩负义的人。我很谦卑,也真的很幸运。

John C. Lundell

目　录

第1章 术前评估

虽然术前访视通常是我与患者的第一次见面，但这往往并不是我与他们的第一次交流。我一般会在手术前一晚打电话给我的患者。我与每位患者通常用 3 分钟左右的时间交流，包括自我介绍，并询问他们对明天的麻醉是否有疑问。如果他们有疑问(但令人意外的是这种情况并不常见)，他们可能会问到应该继续服用哪些药物(表1-1)。我鼓励他们继续服用 β 受体阻滞剂和抑酸剂，因为停用这些药物可能会导致反跳性心动过速(增加心脏缺血的风险)或反跳性胃酸过多(如果发生误吸，会增加肺部的损害)。我建议他们尽量停用血管紧张素转换酶(ACE)抑制剂和血管紧张素受体阻断剂(ARB)。如果术前继续服用这些血管扩张药，当术中使用一些可以扩张血管的吸入麻醉药(如七氟烷)时，可能会诱发危险的低血压。当患者需要禁食时，他们应该停用或减半服用常规的降糖药物，以避免血糖降得太低。此外，二甲双胍可引起代谢性酸中毒，应在围术期暂停使用。外科医师通常要求患者停止使用抗凝血药和抗血小板药(如阿司匹林、非甾体类药物、氯吡格雷等®)。如果患者有心脏支架或接受过瓣膜置换术，最好请心脏科专家会诊。

无论我是通过语音信箱还是直接与患者交谈，通常都是相当简短的。我的这种最低限度的时间投资得到了有效的回报——患者通常会对我印象深刻，并在手术当天感到更有安全感。当他们见到我时，我似乎更熟悉他们，而不是一些即将把他们的生命交到我手中的陌生人，他们在我的照顾下会感到更舒适。

术前禁食指南

美国麻醉医师协会 (ASA) 有关于术前禁食的指南(Apfelbaum,

表 1-1　需要继续服用或停用的药物

药物	处理	原因
阿替洛尔	继续服用	预防反跳性心动过速
法莫替丁®、泮托拉唑®	继续服用	预防反跳性胃酸过多
二甲双胍、格列本脲	停用	引发禁食、低血糖
氯沙坦、依那普利	停用	引发术中低血压

　　任何一部麻醉学教科书都会有更多关于术前如何管理慢性病药物的细则，但 UpToDate® 也有一篇很好的文章。(Muluk, Cohn, & Whinney, 2019.)

Agarkar, Connis, & others, 2017)：术前 2 小时禁用清饮料（水、苏打水、黑咖啡）；术前 6 小时禁用简餐（烤面包、清茶）；术前 8 小时禁用正餐（肉类、油炸食物、脂肪类食物）。

　　如果患者患有糖尿病、胃痉挛、胃食管反流病（GERD）、肥胖，以及存在其他会导致胃排空延迟或增加患者发生反流和误吸风险的情况（如使用麻醉剂、疼痛、贲门失弛缓症、小肠梗阻等），则应更加慎重地对待术前禁食。对于可能存在困难气道的患者，医生应更谨慎地处理，因为从麻醉诱导到固定气道的时间（最容易发生吸入的窗口期）可能会被延长。

　　ASA 指南指出：

> "清饮料的例子包括但不限于水、不含果肉的果汁、碳酸饮料、富含碳水化合物的营养饮料、清茶和黑咖啡。"
> 　　　　　　（Apfelbaum, Agarkar, Connis, & others, 2017.）

　　简洁明了非常重要。患者感到很大压力，而且不能按照他们的日常饮食习惯生活。复杂的饮食说明有可能导致他们犯错或延误手术。我会告诉患者："你离开家去医院之前，你可以喝水、苏打水或不加奶油的黑咖啡（通常患者被告知须在术前 2 小时到达医院）。"如果我允许患者在手术前 6 小时进食，我会告诉他们："你可以吃一两片吐司，喝水、苏打水或不加奶油的黑咖啡"。我不会说"吃一顿清淡的早餐"，因为在得克萨斯州这可能被理解为一小盘熏肉、鸡蛋和豆子。

即使有明确的指示，人们依旧会犯错。ASA 建议我们"比较风险和收益"，并考虑付出了什么及付出了多少。医学上的所有决定都要权衡风险和收益。我们试图将风险降到最低，但这并不是一件容易的事情。

加速康复外科（ERAS）方案

如果不讨论 ERAS 对术前禁食要求，那么目前对术前禁食的讨论就是不完整的。在过去的几年里，ERAS 方案得到了越来越广泛的应用，从结直肠手术开始，到现在的妇科、神经科、心脏科和其他专科手术。除了强调微创技术和多模式镇痛方法外，该方案基本上取消了肠道准备和鼻胃管，限制了术中输液，并加快了术后恢复进食。目标是减少应激反应，保持内环境稳定，避免分解代谢和肌肉力量的损失。该方案的一部分是，不仅允许甚至强烈建议患者在手术前 2 小时饮用清饮料，包括碳水化合物饮料。（Ljungqvist，Scott，& Fearson，2017.）

该方案的支持者指出，有研究显示住院时间被缩短了 30%~50%，同时减少了并发症、再入院和住院费用。（Ljungqvist，Scott，& Fearson，2017.）我对这些结果及为实现这些结果而制订方案的努力表示赞赏。然而，我提醒大家，当该方案以"一刀切"的方式广泛推广时，有时我们急于满足所有条件，会对那些因为手术或疾病状态可能需要修改方案的患者造成伤害。面对这部分患者，如果我们坚持以临床判断为准，而非惯性的固定医疗方案，ERAS 将继续存在并将帮助更多患者。

术前访视

在术前访视时，我尽量表现得开朗和乐观。我的任务有 3 个：第一，收集可能影响麻醉管理的患者信息；第二，告知患者麻醉计划，包括麻醉方式的选择和风险；第三，减轻患者对手术的焦虑。在自我介绍并确认我面对的是正确的患者、外科医生和将要进行的手术后，我进行了各个系统的评估。这个过程很快,彻底使患者放心,并给他们留下好的印象。这也让我了解患者对自己健康问题的理解程度——有些患者认为自己"非常健康",因为他们已经 20 年没有看过医生了。

在完成对各系统的评估(表 1-2)后,我将进行体格检查(包括气道检查),解释麻醉方案和风险,并与患者一起制订麻醉计划。当患者的问题得到解答后,我会让他们在同意书上签字。然后,我重新查看实验室检查和生命体征,并写下我的术前评估,如果事先我已经看过病历,则进行再次修订。

表1-2　系统评估

大脑或神经系统	癫痫发作、脑卒中、四肢无力或麻痹、焦虑、抑郁、记忆障碍
心血管	高血压、心脏病发作、胸痛、心悸、心力衰竭、心脏手术、冠脉支架或心血管药物、心脏起搏器、压力测试、活动耐量
肺	哮喘、慢性阻塞性肺部疾病(COPD)、吸烟、使用喷剂、睡眠呼吸暂停、使用持续正压气道(CPAP)、睡眠呼吸暂停筛查(打鼾声大、白天嗜睡、日睹呼吸暂停)。
消化系统	反流,消化系统溃疡,胃灼热,胃、肠道、肝脏问题,NPO(禁食)状态
泌尿系统	肾脏疾病、透析
内分泌系统	糖尿病、甲状腺疾病、类固醇
肌肉骨骼系统	肌肉、骨骼或关节疾病(如关节炎)
血液感染	癌症、感染、异常出血或凝血功能障碍
过敏	对什么过敏?表现为什么反应
药品	电脑上的记录清单是否正确
手术史	你做过哪些手术?你或者家族成员是否在手术麻醉中发生任何问题?
关于你的健康状况,有什么我应该知道而没有问的吗?	

气道评估

体格检查主要是关注气道和心肺系统。我建议还需要对心脏和肺部进行听诊,并检查是否存在周围水肿的情况。

当你能将口、咽、喉三条轴线尽可能重叠成一条直线并看到声带时,插管就变得容易多了(图 1-1)。将患者的头向后伸成"嗅物位"(Sniffing Position),然后打开嘴巴,使只受舌头遮挡的声带尽可能暴露在视野里。由于我们不能去除舌头,我们只能将其压入下颌与甲状软骨之间的空间,这个空间的长度称为甲颏距离(MTD)。MTD 越短,Mallampati 评分(MP)越高,意味着需要将较大舌头挤压进一个较小空间,这可能是一个需要特殊设备的困难气道。

MP1(图 1-2A)——咽峡弓和腭垂完全可见。

MP2(图 1-2B)——咽峡弓和腭垂部分可见。

MP3(图 1-2C)——咽峡弓和腭垂被舌头遮住,只能看到软腭和硬腭。

MP4(图 1-2D)——只能看到硬腭和舌头。

对于 MP1 和 MP2,麻醉师插管容易,可以很好地暴露声门,但对于 MP3 和 MP4,仅靠普通的喉镜检查可能不成功,建议做更充足的准备。

嗅物位

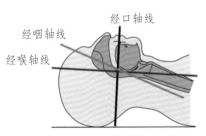
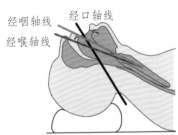

图 1-1 口、咽和喉三条轴线。(Illustration by Kai Miller.)

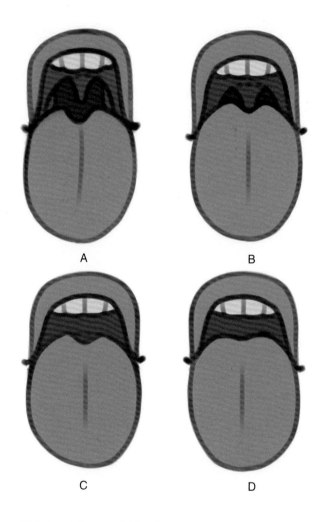

图 1-2 Mallampati 评分。(Illustration by Madeline Lundell.)

气道评估常常包括 3 个步骤：

"来，嘴巴张开，舌头伸出来。"

"让我看看你的牙齿——有没有活动的、缺失的、戴冠的、义齿或牙套？"

"好，嘴巴闭起来，头尽量往后仰。"

通过这 3 个步骤,我就可以评估下面的所有要点,以便判断患者面罩通气和插管的难度。

气道评估的要点

Mallampati 评分:舌体的大小(见图 1-2)。

下颌(小下颌/较小的甲颏距离):容纳舌头的空间有多大。

颈部的活动度/粗短的脖子:能否将口、咽、喉三条轴线尽可能重叠成一条直线。

胡子:面罩能否与面部形成密闭。

张口度:能否将喉镜放入嘴巴中。

牙齿贴面、龅牙/蛀牙:损伤牙齿的风险。

全身麻醉的概念

接下来,我将解释关于麻醉的问题。如果我和注册麻醉护士(CRNA)在一个麻醉管理小组工作,我会解释说:"我接下来将经常说'我们',因为有一个麻醉护士和我一起作为一个团队来照顾你。首先,我们会给你做静脉置管(IV),然后,在我们出发去手术室之前,我们可以给你一些药物以缓解你的紧张情绪,但非常抱歉的是没有给你家人的。"我发现,一点尊重人的幽默,即使是这样老套的幽默,对缓解紧张也有很大的帮助。"一旦我们到了手术室,我们就给你连接监护,并给你吸氧,然后我们将通过静脉给你注射麻醉药物来让你睡觉。在你完全睡熟后,我们会给你进行气管插管,通过气管导管给你吸入麻醉气体以维持你的麻醉深度。当手术完成后,我们关闭麻醉气体,确保你自主呼吸恢复良好,然后拔除气管导管。大多数人根本不记得气管导管的存在。最常见的两个风险是恶心和咽痛。我们会尽量轻柔地进行气管插管以防止咽痛的发生。我们将给你提供防止恶心的药物,但它不是完全有效的,所以如果你醒来后需要更多药物,请告诉我们。止痛药也是如此,我们会在你醒来之前给你一些止痛药,但你可以帮助我们进行微调。除了咽痛和恶心,其他的不良反应都很罕见,这些不良反应可能非常轻微,也可能是非常严重的,我们不能预料会发生什么,但我们会在整个麻醉过程中密切关注你的情况。如果我们发现有我们不期望的情况出现，就会处理它！还有什么问题吗？"然后，我会解释任何特殊的关注点或风险、有创监测或用于术后镇痛的区域阻滞。当所有问题都得到回答后，我会让患者在同意书上签字。完成术前访视后，我会回顾术前检查，并查看病史和进行体格检查，以确保没有遗漏任何东西。当我完成术前评估后，便会等待手术室护士通知患者前往手术室。

术前检查

过去 50 岁以上的患者都要做心电图，每个人都要做胸部 X 线检查、全血细胞计数(CBC)、电解质和凝血功能检查。一些研究人员把他们的整个学术生涯都建立在研究这种做法的效用上。简而言之，常规的实验室检测通常不会增加任何价值，除了 HCG(妊娠试验)。强制性的"一刀切"式的术前检查可能会让我们用更多的检查来追求异常值(可能是有创检查，对患者有真正的伤害风险，而且可能没有真正的收益)。

相反，医生应该根据患者的病史和体格检查来决定哪些检查可能会发现异常，如果这些异常得到解决，将提高患者的安全性。一些外科医生(尤其是保守的外科医生)预约了所有我刚才说的并不是常规需要的检查。一些外科医生则会根据手术的需要来调整他们的检查，根据需要增加血型鉴定和抗体筛查/交叉配血(T&S/T&C)或心脏负荷试验，以及睡眠呼吸监测。有些外科医生所有检查都不做，这对仅接受小手术的患者或几乎所有接受任何手术的健康患者还可以。但是没有任何术前检查有时会让麻醉医师陷入困境，尤其是当外科医生对手术相关问题的评估很详细，但对患者其他方面的健康评估却很粗略。同样，做出决策并不是一件容易的事情。大手术可能需要所有这些检查，小手术可能不需要。中等风险的手术和"中等病情"的患者可能需要部分检查。为了团队合作和更好地照顾患者，我为中等风险的手术/患者提供了一些建议。如果患者有所列情况之一，他们可能需要相应的检查(表 1-3)。

表1-3　术前实验室检查

检测	原因
血常规	贫血、服用抗凝药物或出血性疾病
电解质	糖尿病、服用利尿剂、肾脏疾病、腹泻、呕吐
心电图	心律失常、心绞痛、活动性心脏疾病
凝血功能	抗凝药、肝肾疾病、酗酒
血型鉴定和抗体筛选/交叉配血	贫血，可能有大量失血的手术
HCG	有可能怀孕

关于该指南更详细的解释，请查阅 *Anesthesiology*（Practice Advisory for Preanesthesia Evaluation，2012）和 *American Family Physician*（Mauck，2013）。

血　压

　　手术当天，患者的血压一般会高于正常值。焦虑、睡眠不足和疼痛都可能导致这种现象。虽然停用 ACE/ARB 可能会使麻醉管理更加容易，但它也可能会导致术前高血压（HTN）。在没有其他问题的情况下，除非收缩压接近 200mmHg（注：1mmHg≈0.133kPa）或舒张压超过 100mmHg，否则我们不太可能取消手术。一些麻醉医师可能会要求使用抗焦虑剂或降压药，但我们中的许多人在见到患者时都会自行处理。

术后处置

　　我们经常需要提前知道患者在手术后是否要进入重症监护室（ICU）。有时只需要评估患者的基本健康状况后，我们就认为患者术后有可能进入 ICU。有时候即使我们术前认为术后并不需要转入 ICU 监护，但术中出现一些特殊情况，如手术持续时间长，进行了更复杂的手术，或比预期的失血量更多，使我们想在术后更加严密地监护患者的情况，从而在术后将患者转入 ICU。表 1-4 列出了一些在术后需要将患者送往 ICU 的原因。

表1-4　术后转入 ICU 的原因

营养或器官功能状况不佳
ASA 4~5 级(并发症较多)
急诊手术
高龄
心脏疾病(如慢性心力衰竭、心肌缺血、不稳定的心律失常)
时间长、复杂或高风险的手术
呼吸衰竭
血流动力学不稳定

　　手术阿普加评分(SAS)(表1-5)根据术中生命体征和失血量,可预测发病率和死亡率,该评分与术后进入 ICU 的概率有很好的相关性。2013 年的一项研究发现,SAS 为 0~2 分的患者死亡率最高,其术后直接进入 ICU 的概率为 7~8 分患者的 14 倍。(Sobol,Gershengorn,Wunsch,& others,2013.)

　　如表1-6 所示,与失血量少且血流动力学稳定的病例 2 相比,失血量大且血流动力学不稳定(心率快、血压低)的病例 1 更有可能需要术后 ICU 护理。

表1-5　手术阿普加评分

SAS	0	1	2	3	4
预估失血量(L)	>1	0.6~1	0.1~0.6	≤0.1	
最低平均动脉压(mmHg)	<40	40~54	55~69	≥70	
最低心率(次/分)	>85	76~85	66~75	56~65	≤55

表1-6　SAS 举例

	病例 1	病例 2
EBL(mL)	1500	50
MAP(mmHg)	51	73
HR(次/分)	82	64
SAS	2(0+1+1)	9(3+3+3)

EBL:预估失血量;MAP:平均动脉压;HR:心率。

第 2 章　气道管理

麻醉科的轮转医生有一个共同目标是，提升他们的气管插管技能。虽然这是值得鼓励的，但这个目标也许不够远大。我建议应该将目标定为提高气道管理技能。这两者的不同之处是，虽然插管可以挽救生命，但维持氧合和通气可以稳定患者的病情，直到他们的病情有所改善或气道管理专家到来。有些人在他们的职业生涯中可能永远不需要给患者进行气管插管，但对于那些需要进行气管插管操作的患者，我给出以下建议。

与急诊室、病房甚至重症监护室相比，手术室是一个更加可控的插管环境。在手术室里，患者一般没有痛苦，插管条件很容易被优化。但无论你在哪里，都要遵循以下常规流程。

1. 评估患者病情和气道。

(1)给呼吸暂停的患者通气。

(2)给有自主呼吸的患者进行预给氧。

2. 获取合适的设备、药物和监护仪。

(1)气管导管、吸引器、氧气、球囊面罩、口咽/鼻咽通气管。

(2)管芯、可视喉镜、气管切开套件等。

(3)麻醉诱导药、肌松药、升压药、降压药。

(4)血压、指脉氧饱和度、呼气末二氧化碳指数、心电监护。

3. 给患者安置合适体位，医护就位。

(1)将患者放置"嗅物位"，加压面罩密封良好。

(2)与助手沟通，压迫环状软骨等。

4. 酌情给予麻醉诱导药物或对气道进行局部麻醉处理。

5. 等待肌松药起效，并在适当情况下进行面罩通气。

6. 进行喉镜检查——首次尝试若能成功是最好的。

7. 判断气管导管位置,如果确认导管进入气管,则固定气管导管。

8. 再次评估,如果插管未成功,在两次尝试之间进行通气。

9. 多次尝试插管会影响通气效果。

接下来我们将详细讨论这些流程。

评估患者病情和气道

即使在紧急情况下,当你进入房间也要评估患者病情和气道。如果患者呼吸暂停,那么在必要时使用辅助工具开始面罩通气。如果患者有呼吸并在吸氧,那么你就有时间根据第 1 章讨论的内容进一步评估。在你选择气道管理策略时开始给患者预吸氧,同时制订备用计划。意识清醒的患者往往很紧张,如果条件允许,可以给予术前镇静药。我通常在术前准备时给予成年患者 2mg 咪达唑仑和 50μg 芬太尼。

给氧去氮

充分的预吸氧会明显地延长脱氧时间。这不仅是给予更多的氧气,正确的操作可以将所有的氮气从肺部洗出来,这个过程称为去氮,在密闭面罩下让患者平静地呼吸纯氧 5 分钟或连续做 4~8 次深呼吸。这将使功能残余容量(FRC)变成一个迷你的氧气罐。当含氮的空气从 FRC 中被冲出并被氧气取代时,可延长呼吸暂停患者的缺氧时间。(Bouroche & Bourgain,2015.)当然,FRC 减少的患者(如肥胖、怀孕、腹胀、吸烟、高龄等)或代谢率升高的患者(如发烧、焦虑、心动过速、压力等)会比健康患者更快耗尽这些氧气储备。在紧急情况下,你可能要用球囊面罩通气来协助或控制呼吸,以便有效地进行预给氧。

监护仪和设备

准备好氧气和管芯,选择一个适当大小的气管导管(ETT)。确保吸引器准备妥当,吸痰可以提高首次尝试的成功率,并降低误吸的发生率。应准备好口咽/鼻咽通气道及喉罩(LMA)和球囊面罩装置等辅助设备,以帮助通气。气管插管探条、可视喉镜和其他备用设备都应在手术间或附近。一般来说,在诱导和插管前,应监测心电图、血压、脉搏氧饱和度和呼气末二氧化碳。紧急情况下,医生可能需要根据实际情况调整监护项目。

药　物

大多数患者在使用诱导药(如丙泊酚或依托咪酯)及肌松药(如罗库溴铵或琥珀酰胆碱)后进行插管会比较容易,但也有例外情况。我曾经告诉我的住院医生:"如果他们不能伸手把你手中的喉镜打掉,他们就不需要任何药物。""如果患者没有反应,而且正在进行心肺复苏,不要给依托咪酯,只需插管!"

除了肌松药和麻醉药之外,你应该准备血管活性药物。低血容量、合并心脏疾病或儿茶酚胺储备有限的患者在诱导时可能会出现血压急剧下降。相反,插管通常会导致高血压和心动过速,这是一种可控的行为。麻醉医师可以选择使用依托咪酯或较小剂量的丙泊酚以减少低血压的发生, 也可以使用麻黄碱或去氧肾上腺素来维持血压,或添加艾司洛尔、芬太尼或利多卡因以限制高血压或根据需要治疗心动过速。为什么不常规使用依托咪酯?除其他原因外 (见第 8章),依托咪酯不能减弱插管导致的高血压反应,所以如果患者没有低血容量和儿茶酚胺耗尽,放置喉镜可能会引起血压和心率急剧升高。

患者和医护准备

正确的患者体位使插管变得更容易,也可以减少气道创伤、反复尝试插管和因气道水肿而导致通气困难。如果颈椎没有损伤,将患者置于"嗅物位",其头部放在头枕上,颈部伸展,使口、咽和喉三条轴线对齐,以便插管(图 2-1)。在肥胖患者的肩部下放置额外的枕头或毯子,以达到良好对齐的目的。如果你计划进行快速序贯插管,确保助手准备好压迫环状软骨。如果担心颈椎损伤,可以让助手稳定颈椎,以减少插管过程中移动颈椎。

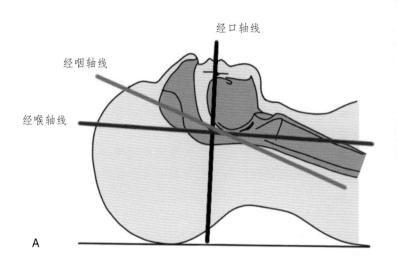

经口轴线

经咽轴线

经喉轴线

A

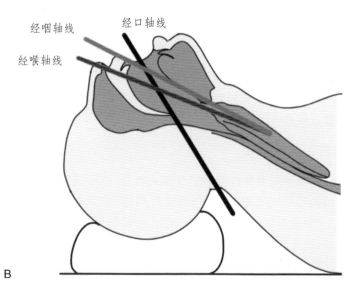

经咽轴线

经口轴线

经喉轴线

B

图 2-1 嗅物位。(Illustration by Kai Miller.)

麻醉诱导或气道局部麻醉处理

在完成预吸氧、给患者安置于合适体位、连接监护仪和准备必要的插管设备之后,我们就准备开始麻醉诱导。通常,我们通过静脉注射丙泊酚或依托咪酯进行全身麻醉诱导,但也有可能使用其他药剂(见第 8 章)或通过其他途径进行麻醉诱导。我们偶尔也会使用肌内注射氯胺酮或吸入七氟醚来使患者镇静,再行静脉穿刺。

清醒插管

我们的训练是为了不失去对气道的控制,并尽力避免发生"无法插管/无法通气"的情况。有时候,处理困难气道的最安全方法是清醒插管。通过练习,医生可以顺利和安全地完成这项工作。这需要准备和耐心,因为温和的镇静剂、抗胆碱能药物和局部麻醉剂需要时间来发挥作用。

肌肉松弛和面罩通气

虽然镇静剂和局部麻醉药使患者可以耐受清醒插管,但在不必要的情况下,没有人愿意经历这个过程。局部麻醉药和"镇静剂量"的丙泊酚可以快速地进行喉镜检查("醒着看"),以评估声门的可视化条件。如果条件良好,我们可以按照常规流程进行气管插管。如果条件不佳,我们就可以进行清醒插管。另一种方法是保留自主呼吸的全身麻醉,可以进行喉镜检查和其他插管尝试,而不是"自断退路"的使用肌松药。一旦我们给予肌松药,如果不能有效地给患者通气,就必须插管或建立有创气道。

如何进行面罩通气

将左手放在面罩上,左手的最后 3 根手指放在下颌上,然后将下颌向上拉向面罩(图 2-2)。使用 20cmH₂O(注:1cmH₂O 为 0.1kPa)左右的压力轻轻挤压球囊,避免胃胀气。待球囊重新充满空气后再次挤压。如果袋子没有充满,重新放置面罩,向一侧倾斜,或考虑使用鼻咽

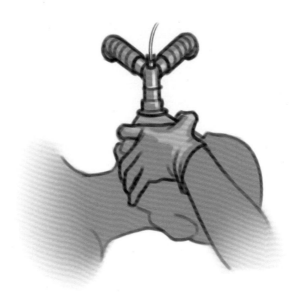

图 2-2　**面罩通气。**(Illustration by Madeline Lundell.)

或口咽通气道;或考虑双手密封面罩/下颌,由助手挤压球囊。

　　如果麻醉医师不能进行有效通气,他们可能会呼叫帮助,并迅速尝试插管,插入 LMA(喉罩)或唤醒患者。如果不能插管或通气,应考虑气管切开术!

喉镜检查

　　如果你正在进行快速序贯插管, 给予琥珀酰胆碱后等待 60 秒,同时助手持续压迫环状软骨。或者在等待肌松药起效期间,你给予患者轻轻通气(3~5 分钟)。

　　接下来用你右手的拇指和中指将嘴巴打开(图 2-3)。

　　然后,用你的左手将喉镜插入口腔内 2/3 的位置,正好在中线的右侧,避开嘴唇和牙齿。将舌头稍稍推向左侧,同时用右手将患者的头向后仰,然后将喉镜向上腭和咽后壁的交界处抬起,不要以门齿为支点向上撬。如图 2-4 所示,用 Miller 喉镜片直接抬起会厌来暴露声门。如果使用弯喉镜片(MacIntosh),将尖端插入会厌谷(会厌上

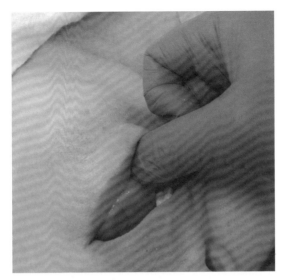

图 2-3 打开嘴巴。(Photograph by Author.)

弯喉镜片插入会厌谷　　　　　　　　　直喉镜片抬起会厌

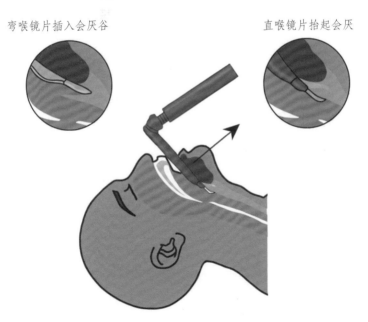

图 2-4 暴露声门。(Illustration by Kai Miller.)

方),抬起会厌并暴露声带。如果你看不到声带,可以用你的右手压迫喉结以改善视野,这种手法常常与压迫环状软骨相混淆,但它是不一样的(见后文"什么是压迫环状软骨")。

一旦能很好地暴露声门(图 2-5),麻醉医师就从右侧插入气管导管,以便在它通过声带时不阻碍视线。

什么是压迫环状软骨

在插管过程中存在反流误吸的患者通常采用快速序贯插管(RSI),包括预吸氧、不加压通气、压迫环状软骨和快速插管。

压迫环状软骨常与压迫喉结相混淆,后者通常用于改善声门的视野。压迫喉结时,你只是将喉结(甲状软骨)推向麻醉护士或麻醉医师指示的地方。压迫环状软骨是不同的,它开始得更早,即在静脉注射丙泊酚或依托咪酯时,压力相对较大,就像你推压一个网球一样

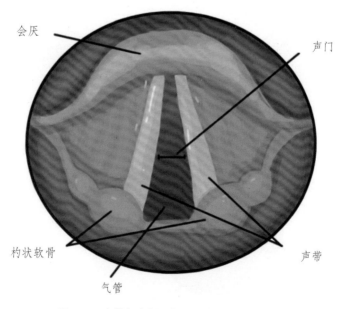

图 2-5　声带与声门。(Illustration by Kai Miller.)

难,最重要的是在不同的地方压迫。

环状软骨位于甲状软骨或喉结的下方(图 2-6)。与喉部或气管中的其他软骨不同,环状软骨是一个完整的环。因此,压迫环状软骨的前部,后部也会跟着移动,将下方的食管压塌,从而防止反流。

保持持续压迫环状软骨直到被告知可以停止。如果麻醉医师在第一次尝试时不能成功插管,他可以持续压迫环状软骨并行面罩通气,以避免再次尝试插管前出现氧饱和度下降。一旦插入气管导管,应立即给套囊充气,并检测呼气末二氧化碳,确认气管导管成功进入气管之后,就可以停止压迫环状软骨。

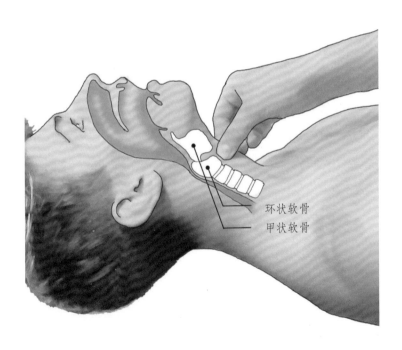

环状软骨
甲状软骨

图 2-6　压迫环状软骨。(Illustration by Dean Neuenswander.)

确认气管导管位置并固定

规律的呼气末二氧化碳波形和对称的双肺呼吸音可以证实气管导管进入正确的位置。如果气管导管在食管内,呼气末二氧化碳会很低;而如果气管导管在气管内,每次呼气都会有二氧化碳出来。但也存在特殊情况, 例如在心肺复苏过程中, 虽然气管导管可能在气管中,但显示很低的呼气末二氧化碳,因为此时只有很少的血液进入肺部。对称的呼吸声有助于确保气管导管在气管内,而不是在单侧支气管的更深处, 这可能会引起支气管痉挛或导致肺不张和氧饱和度下降(因为只有一个肺被通气)。

当把管子固定好之后,你就可以和伙伴们击掌庆祝了,这时你就不必为患者重新插管了。有多种方法可以固定气管导管,ICU 使用插管固定器,麻醉医师使用胶带。我喜欢将半英寸的丝带分成一个"Y"字,并将"Y"字的下半部分放在患者的右颧骨上,一个分支横跨上唇,另一个分支在大约 22cm 处紧紧缠住导管(图 2-7)。如果你自己的方法可行,那就使用它。

在插管尝试间隔重新评估和通气

如果你在第一次尝试插管时并未成功,该怎么办?无论你是预料到插管困难而尝试使用可视喉镜, 还是惊讶于普通喉镜检查并不容

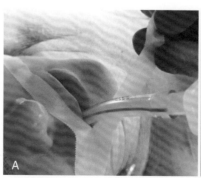
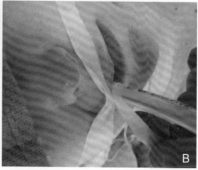

图 2-7　固定气管导管。

易,第一步都是做个深呼吸,恢复对患者的通气,同时思考下一次尝试插管该做何种改变。

确保患者处于良好的体位,并记住压迫喉结非常有用。考虑是否更换喉镜镜片(Miller 或者 MacIntosh),或更换进行插管的医生;可以呼叫帮助获取其他的设备。考虑唤醒患者,使用 LMA 或声门上气道。不要忽视建立有创气道,在 10 个因"无法通气或插管"而索赔的案例中,差不多 4 个是由于建立有创气道的时间延迟(Joffe,Aziz,Posner,& others,2019),患者气管切开的愈合效果要比脑缺氧好得多。

多次尝试会影响通气效果

如果你在尝试插管失败后可以继续通气,在没有做出任何改变的情况下,不要轻易继续尝试插管。经过几次插管尝试后,通气情况(自主的、辅助的或控制的)都可能会恶化,危及患者的安全,对此要做好准备,要谨慎。如果各种尝试都没有取得成效,就会出现这样的情况:你必须建立有创气道,或者唤醒患者,择日手术。如果通气受到影响,就必须更快地做出决定。提前告知手术室团队你的计划(如尝试两次可视喉镜进行插管,均未成功,然后使用拮抗药以唤醒患者或进行气管切开术),可以准备好关键设备并为重要任务分配角色,以确保使用舒更葡糖®拮抗(见第 8 章)或有创气道的建立可以不受危机混乱的影响。(Mercer & Moneypenny,2011.)(Bisschops,Holleman,& Huitink,2010.)

气道管理设备和工具

当你怀疑或遇到困难气道时,有各种方法来保证患者安全,并且可以利用许多工具和设备。这些设备和工具包括声门上气道、探条、可视喉镜、纤维支气管镜和口哨式经鼻气管导管。

声门上气道(SGA)/ 喉罩(LMA)

喉罩(LMA)是一种声门上气道装置,它的设计像是一个带有管子的小面罩(图 2-8)。声门上气道可以作为主要气道,也可以作为插

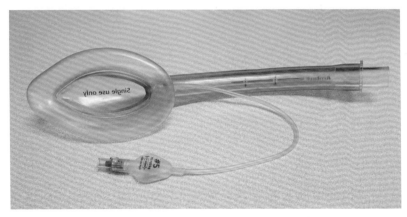

图 2-8　**喉罩**。(Photography by Author.)

管失败后的抢救气道。它们易于插入,比气管内插管耐受性更好,在传统面罩通气失败的情况下,它们常常使通气成为可能。

　　插入 LMA 时,应进行麻醉(不需要使用肌松药),打开口腔,将喉罩穿过腭垂插入咽部。通常情况下,喉罩尖端会向后折叠,阻碍前进。有些人使用压舌板,通过将喉罩推到硬腭上使 LMA 尖端向前弯曲。其他人则使用示指将 LMA 尖端向前弯曲,同时将喉罩推进咽部(图 2-9)。

　　一旦进入咽部,LMA 将位于声带上方,当充气罩囊充气时,在声

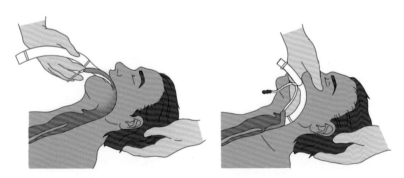

图 2-9　**插入 LMA**。(Illustration by Kai Miller.)

门开口上形成密闭的空间。测试通气的难易程度,并固定喉罩。许多患者（如果他们已经接受了少量的麻醉药）几乎立即恢复了自主通气。如果通气困难或患者出现咳嗽和屏气的情况,可以给予更多的丙泊酚(有时气道反射未被完全抑制),并确保喉罩没有移位。如果这些方法都不起作用,可以考虑使用小剂量的琥珀酰胆碱,同时使用七氟醚加深麻醉。此外,还可以考虑气管插管(ETT)。

一些声门上气道工具(SGA)有一个插入胃管的通道,可以引流呕吐物,使它们远离气管。这些设备在其他国家很受欢迎,并被推荐用于各种情况,包括腹腔镜胆囊切除术(Belena,Ochoa,Nunez,& others,2015)。但这种做法是有争议的,尤其是在美国,带套囊的气管导管仍被认为是存在误吸风险下的最佳选择。图 2-10 显示了为什么许多人仍然认为在有反流风险的情况下,带套囊的气管导管比将尖端放置于食管入口处的 SGA 更能保护患者。

因此,声门上装置通常应用于不需要正压通气的小手术中。用LMA 辅助或控制通气是可行的,但其使用会受到肥胖、俯卧位或头低足高位及任何增加通气阻力因素的限制。一些声门外装置在漏气前耐受更高的气道压 （i-gel® 为 22~25cmH₂O,LMA-Unique 为 17.0~17.5cmH₂O）。(Weber, Oguz, Potura, & others, 2011.)有时,即使在一些

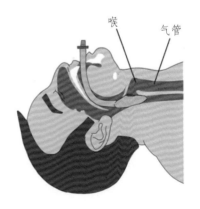
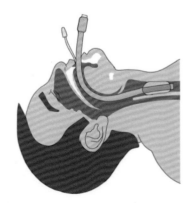

图 2-10　LMA 和 ETT 的摆放位置。(Illustration by Miller.)

看似非常适合使用 LMA 的手术中,患者的自主呼吸可能会导致术野过度移动。

除了作为初级气道管理工具外,LMA 还可以成为挽救生命的紧急设备。我清楚地记得,当我还是一名住院医生时,我曾尝试在 ICU 进行紧急气管插管,但两次尝试插管都失败了。此时,面罩通气变得更加困难,而且我无法使氧饱和度超过 90%。当放置 LMA 后,我能够更好地进行通气。之后,当我不再慌张,且有了更好的气道工具和一些后备力量时,我拔掉了 LMA,并成功地给患者进行了气管插管。也有些人会将声门上气道留在原处,将其作为纤支镜引导气管插管的通道。

探 条

探条是一种长的塑料(或弹性胶质)管芯,用于只能看到会厌(但看不到声带)时插管。探条足够坚硬,可以保持一定弧度,因此曲棍球棒形的尖端(图 2-11)可以在非可视的情况下穿过会厌,进入位于前方但看不见的气管。当其尖端从一个喉软骨滑到下一个喉软骨时,一种"咔嚓"的感觉会通过坚硬的塑料反馈给使用者,以确认探条进入气管,而不是没有这种软骨的食管。操作时,动作应轻柔,因为用力过猛会造成伤害。麻醉医师或麻醉护士随后将 ETT 从管芯上方置入气

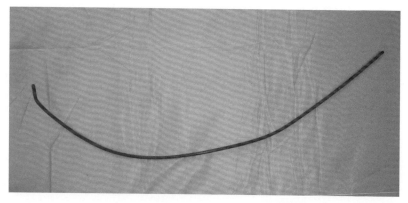

图 2-11　**探条。**(Photograph by Author.)

管,并通过呼气末二氧化碳监测确认气管导管位置正确。

可视喉镜

几乎每个医疗设备公司都制造了自己版本的可视喉镜（如 GlideScope®、CoPilot®、McGrath™等）。在大多数医疗机构中，这些设备可以根据需求随时获取。像使用 Macintosh 喉镜一样，麻醉医师将塑料喉镜镜片插入口中并顺着舌头的弧度，将尖端伸到会厌谷中。通常情况下，声带很容易暴露于视野(图 2-12)。麻醉医师将喉镜镜片轻轻上提、下压、旋转或横向移动来调整视野。即使获得了理想的视野，要让气管导管顺着喉镜并穿过声带也是很困难的。一些内镜有一个导管导引器（一个附加的针孔或一个通道）以引导气管导管通过。尽管 GlideScope®提供的管芯通常与气道曲线相匹配，但它是硬质的，难以调整。我在气管导管中放置一个标准的管芯，以便在 GlideScope®插管时使用它，并根据需要对它进行弯曲。

以下是使用可视喉镜进行气管插管的一些建议。将气管导管套囊完全放气，否则会阻碍视线。将管子插入口腔时，不要看屏幕，要看管子! 当你将气管导管插入口中时，套囊可能会因与牙齿或喉镜片摩擦而破裂。如果我将气管导管穿过可视喉镜镜片有困难，我会颠倒顺序，先将气管导管插入口中，然后再插入 GlideScope®喉镜镜片。不要忘记在两次尝试之间进行通气。不要因为你能看到声带，但不能完全让气管导管进入从而过度延长尝试时间。退出来，进行通气，然后重新评估，就像使用直接喉镜一样。如果调整管芯的弧度后依旧不能成功，你可以尝试在 GlideScope®喉镜引导下将一个探条插入声门。但我发现在操作过程中探条往往会发生变形，因而不能将气管导管引导入声门。一个更好的选择是将气管导管穿到纤维支气管镜上，并在 GlideScope®屏幕上观察时将其引导到气道中。这需要一个助手，但在没有其他方法的情况下，我也曾有过多次成功的经验。

可视喉镜是一个重要的工具，也许是最通用的，甚至是最好的工具。它是你最喜欢的工具，这并不丢人。然而，它不应该是唯一的

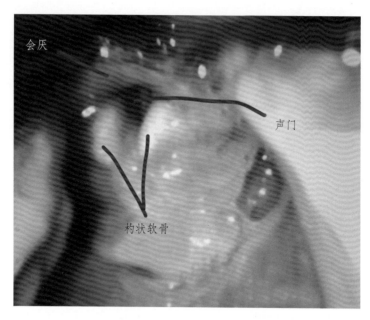

会厌

声门

杓状软骨

图 2-12 采用 Glide Scope ® 观察气道。(Photo by Author.)

工具。

纤维支气管软镜

纤维支气管软镜(FOB)一直被认为是所有气道管理设备的"鼻祖",可用于经口和经鼻腔清醒或麻醉后插管。它是一个带有可操控轮盘的可视喉镜,对于胸部手术中双腔管的定位也是不可或缺的。遗憾的是,分泌物和血液很容易遮挡视线,术者需要大量的练习才能达到专业水平。

经鼻气管导管 / 口哨式经鼻气管导管

有些外科手术没有经鼻气管插管是不可能完成的,而另一些手术在经鼻气管插管后就比较容易进行。为了准备鼻腔插管,我们在温盐水中软化气管导管,并在鼻黏膜上使用血管收缩剂(如 Afrin ®),以减少出血和扩张鼻腔通道。在进行局部麻醉或全身麻醉诱导后,麻醉医师使用一系列大小不同、经过润滑的扩张器进一步扩张鼻腔。然后,将气管导管穿过鼻腔送入咽部,并使用下列3种方法将气管导管从咽部穿过声门并推入气管。麻醉护士或麻醉医师可以进行直接喉镜或纤维支气管镜检查,或盲探下随着患者的自主呼吸进行插管。

最常见的方法是麻醉医师使用直接喉镜（或可视喉镜）看到声带,就像经口插管中一样。然后将气管导管向声带推进,向左或向右扭动以引导它通过声带。如果导管的方向不对,麻醉医师可以用Magill钳子(麦氏插管钳)引导它进入。

另一个选择是将纤维支气管软镜插入气管导管,然后麻醉医师或麻醉护士将支气管镜穿过声门,将气管导管推入气管内。纤维支气管镜的引导效果很好(需要练习),但如果鼻子出血遮挡了光学器件,则操作会变得很困难。

经鼻盲探气管插管是一种传统技术,它利用食管解剖结构的优势,食管在会厌上方伸直,自然地将ETT对准声带。在推进管道时,麻醉医师或麻醉护士感受并倾听呼气声音,将管道向右或向左扭转,并弯曲或伸展患者的脖子,以引导管道向更前或更后的方向前进。在连接到气管导管末端的特殊盖子的帮助下,术者更容易发现呼气。这种装置使呼气发出哨声,这就是它被称为"口哨"的原因。

经鼻盲探气管插管用于有呼吸的患者时效果最好,但在少数情况下,我曾在没有任何引导的情况下,包括纤维支气管软镜、自主呼吸或其他设备,成功地进行了鼻腔盲探插管。最令人难忘的一次经历是,当我还是一名麻醉住院医生时,准备对一名患者进行清醒的纤维支气管软镜引导气管插管,我记得我给她注射了一点镇静剂和大量的局部药物,包括气管内使用利多卡因(看起来很奇怪,但通常很简单而且非常有效)。在将气管导管插到我认为是鼻咽部的位置后,我将支气管镜顺着气管导管引导它穿过声门。令我惊讶的是,我没有看到会厌或声带。过了一会儿,我才意识到我看到的是气管环——不知不觉中将管子插入了气管！这时,我才意识到我在看什么。

我学到的一种在经鼻插管中引导气管导管尖端更靠前的技巧

是,在气管导管靠近声门时,给气管导管的套囊充气。有时,这将把尖端推向前方,使你能够将气管导管的尖端推入声门开口。当你感觉到导管停止前进时,请一名助手给套囊放气。然后将气管导管推入声门中,并再次给套囊充气,确认位置正确。当患者有自主呼吸时,这个技巧可以帮助进行鼻腔盲插,但当尝试给没有自主呼吸的患者进行经鼻盲探插管时,通常会失败。

拔管

如果不讨论拔管,关于气道管理的讨论就是不完整的。虽然有时我们会让患者持续保留气管导管,但通常我们会在手术结束后为大多数患者拔管。拔管(及一般意义上的麻醉)应该安全而顺利地完成。在拔管之前,患者应该处于清醒的和舒适的状态,特别是当最初的插管是困难的,或者当患者的个体因素使再次插管具有较大的风险时,应准备好适当的设备和备用计划,以最大限度地提高成功率,并在失败的情况下可以保护患者(第 10 章将更详细地介绍这一主题)。

第 3 章　麻醉监测

麻醉监测关乎生命安全,麻醉医师需要确保患者的血压、心率、通气和氧合都正常,为此需要使用一些基本的监测手段。

- 心电图(EKG)
- 无创血压/动脉穿刺置管
- 脉搏血氧饱和度(SpO_2)
- 呼气末二氧化碳($EtCO_2$)
- 体温
- 神经肌肉接头阻滞剂
- 通气警报/限制
- 脑电图(EEG)
- 体位

麻醉期间, 麻醉医师负责观察一切必要的事情以确保患者的安全,包括患者在意识和保护机制尚未消失前的自主行为。

心电图(EKG)

麻醉医师监测心电图是为了发现心率和节律上的问题, 以及检测心肌缺血。我们通常使用三导联或者更普遍地使用五导联,这包括左右肢体导联和胸导联。这些导联都有颜色标记:

黑色—左臂　　白色—右臂

棕色—胸部

红色—左腿　绿色—右腿

巧记口诀：

"膝下圣诞树"	红色,绿色导联
"火上浓黑烟"	黑色手臂,红色下肢
"白色在右边"	白,右手臂

肢体导联不一定要在肢体上放置，上肢导联通常放置在肩部前方或后方，但必须要放在心脏上方，而下肢导联放置在下半身，胸导联(V_5)如果放置在左腋前线第4肋间的左侧乳头外侧时，对检测心肌缺血最有效。

血压

自动无创血压(NIBP)测量工作原理并不是聆听与收缩压和舒张压相关的特征性声音，而是探测伴随这些声音的变化。大多数情况下NIBP是合适的，但当预计会出现大量失血、血压快速或严重变化，以及手术时间较长时，动脉留置导管就显得非常有用。NIBP袖带最常套在上臂上，但也可以套在前臂或小腿上。动脉导管通常留置在桡动脉中，较少置于肱动脉或股动脉中。

脉搏血氧饱和度(SpO_2)

20世纪80年代初，脉搏血氧饱和度仪的出现彻底改变了麻醉的安全性，从那时起脉搏血氧饱和度仪一直是一种有价值的监测仪器。脉搏血氧饱和度仪通过手指脉动波形反射的红光和红外光，比较测得的氧合血红蛋白和脱氧血红蛋白数据，并以此计算动脉血氧饱和度。大多数人的脉搏血氧饱和度在麻醉期间应该是96%~100%。体动、深色指甲油或不良灌注会导致读数错误,过量碳氧血红蛋白或高铁血红蛋白也会导致读数错误（动脉血气分析可以检测出后两种不常见的疾病）。虽然手指和脚趾是脉搏血氧饱和度仪放置的常见位置,但当手脚冰冷和血管收缩时,也可以将其放置在耳垂处。应当知道，氧气输送到肺部和含氧血液到达手指之间存在延迟。反之亦然——如果患者停止呼吸,需要一段时间才能使用氧气储备,到达手指的血液是未氧化的血液。脉搏血氧饱和度仪需要脉动信号才能获得读数。如果丢失了脉搏血氧饱和度仪信号,则可能不是氧气问题,而是灌注问题(严重低血压)——切记动手触摸脉搏。

脑电图(EEG)监测仪

麻醉的深度通常使用经过程序化处理的脑电图设备进行监测,如脑电双频指数(BIS™)或者 SedLine® 监测仪,这些监测仪器利用来自放置在前额和太阳穴上电极阵列的 2~4 个同步 EEG 通道,通过快速傅立叶变换(FFT)处理实时 EEG。FFT 是一种数学工具,用于将复杂波形描述为具有幅度、频率和相位变化的综合简单波形。FFT 数据被用于专有公式,可生成从 0(平坦 EEG)到 100(完全清醒)的数字。80~90 代表轻度镇静,低于 50 代表全麻状态,深度镇静则介于两者之间(Soehle,Ellerkman,Grube 等,2008)。尽管偶尔也会在深度麻醉下或有肌肉活动时出现人为的高读数,但这些监测器通常非常准确,可作为预测术中意识可能性的有用辅助工具。它们在手术期间预测患者的体动方面不太可靠(Sleigh & Sanders,2014)。然而所需的麻醉深度与手术刺激的水平相当。患者 BIS™ 值为 28 且呼气末七氟醚浓度为 1.4% 能达到很好的麻醉。几秒钟后,当外科医生切皮时,同一例患者可能会出现高血压和心动过速。BIS™ 值可能会跳至 75,并且患者可能出现体动(假设在台上没有肌肉松弛)。重点是,经过处理后的脑电图监测仪是帮助评估麻醉深度的工具,但它们不能代替麻醉医师做出深思熟虑的决策。

呼气末二氧化碳(EtCO₂)监测

正常或潮式呼吸将空气吸入肺部,并使空气被动离开。第一部分呼出气体来自气管和大气道,而最后一部分来自肺泡,肺泡是肺的最深处发生气体交换的地方。通过对最后呼出的气体(终末潮气)使用红外光谱,麻醉医师可以获得各种物质的动脉气体含量的近似估计。该监测还测量呼气末氧气、二氧化碳、氧化亚氮和麻醉气体的含量。这种监测不仅对通气患者非常有效,而且对处于不同镇静水平但无须 ETT 自主呼吸的患者也非常有价值。在插管患者中,二氧化碳曲线的山状图形相对容易识别。正常波形具有看起来像平顶小山的呼气阶段,以及类似于山谷的二氧化碳值为零的吸气阶段(即患者没有呼出 CO_2)。重复吸入二氧化碳,比如发生在吸气阀故障或二氧化碳吸附剂耗尽时,表现为"部分填充的谷",这提示患者正在吸入一些 CO_2。另一种常见的模型是呼气阻塞。这种缓慢而持久的呼气看起来像一座"倾斜的山丘"并且可以在哮喘、慢性阻塞性肺病甚至气管导管弯折时看到(图 3-1)。

对未插管患者的 CO_2 监测要复杂得多,这更像是一门艺术。未追踪到或追踪到低二氧化碳可能表明屏气、阻塞或严重低血压。更可能的解释是张口呼吸。当 CO_2 全部通过口腔排出时,鼻端采样管端口检测不到 CO_2。一些较新的鼻导管制造商试图通过在嘴前放置一个额外的采样器端口来解决这个问题。当镇静患者的呼气末 CO_2 波形大小和频率变化时,可能是间歇性气道阻塞。这通常可以通过抬下颌或插鼻导管解决(另见第 5 章的"监护麻醉")。

体温

尽管有温暖的毯子、Bair Huggers™ 暖风机主动体温保护设备和液体加温仪,但在手术室患者的体温会迅速下降,因为麻醉医师使用

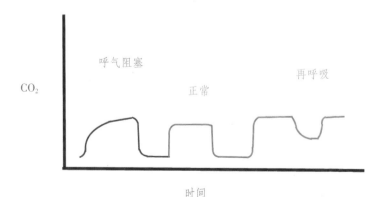

图 3-1　呼气末 CO_2 曲线。(Figure by Author.)

的挥发性麻醉气体可以扩张患者的血管并将其温暖的核心血液转移到皮肤上。此外，医生在寒冷的房间里脱掉患者的衣服，用冷消毒溶液擦洗他们的身体。我采用的保温措施包括保持手术室温暖，直到手术准备和铺巾完成；尽量扩大 Bair Hugger™ 暖风机主动体温保护设备的加热面积；覆盖头部；监测体温；如果体温持续下降，则进行干预。

温度探头可以放置在食管、直肠、膀胱、腋窝或皮肤上。膀胱和直肠温度变化缓慢，而如果 Bair Hugger™ 暖风机主动体温保护设备离探头太近，皮肤和腋窝温度可能会人为升高。然而，许多手术室中的温度电缆连接松动，可能会显示人为的低读数或过快的变化。

低体温患者更容易出血、感染和寒战。低温除了引起患者不适外，寒战还会显著增加心脏耗氧量，并可能导致冠状动脉疾病患者出现心肌缺血。

比寒战更危险的是恶性高热(MH)，它由骨骼肌钙代谢的罕见遗传缺陷引起，是一种对全身麻醉的致命反应。易感个体在经历 MH 之前可能会经历几次平稳的麻醉。挥发性麻醉药和琥珀酰胆碱是已知的诱因，它们可以引发一系列代谢亢进事件，首先导致心动过速，然后是 $EtCO_2$ 升高、酸中毒和高钾血症。患者体温升高是一个晚期表现，通常伴随横纹肌溶解甚至死亡。幸运的是，我在 20 多年的麻醉工作经历中，还没有看到一例 MH。如果我遇到这样的情况，我会提醒外科医生并寻求帮助，停止使用挥发性麻醉药，并启动 MH 紧急处理(www.mhaus.org)，包括过度换气、主动降温、使用丹曲林和碳酸氢钠。

神经肌肉接头(NMJ)阻滞

气管插管时，我们通常使用肌松药，也称为麻痹剂或神经肌肉接头阻滞剂。非去极化肌松药(如罗库溴铵)，在短短几分钟内开始起作用，并在大约 1 个小时内开始消退(取决于剂量)。肌松药使插管更容易，并且是某些外科手术所必需的。麻醉医师使用神经刺激仪监测神经肌肉阻滞效果，神经刺激仪是一种沿神经发送一系列电脉冲的装置。通过比较这些电脉冲引起的肌肉抽搐的幅度和数量，麻醉医师可以评估是否需要更多的肌松药或肌松药效果是否已经消退并成功恢复。有关这些药物的情况、药物监测和恢复的更多详细信息,请参见第 8 章。

麻醉呼吸机

与 ICU 中看到的呼吸机不同,麻醉呼吸机非常简单。当开关处于"皮囊"位置时,患者可以在有或没有帮助的情况下自主呼吸(用手挤压皮囊)。当开关处于"风箱"位置时,较旧的麻醉机有两种基本的受控通气模式——容量控制或压力控制。较新的麻醉机有额外的模式,当患者没有肌肉松弛时很有用。这些模式允许设置的体积或压力与患者的呼吸同步。

安全警报会提醒麻醉医师或麻醉护士压力过大(咳嗽)或突然失去压力(断开连接),以及通气过多或过少。450~500mL(6~10mL/kg 理想体重)的潮气量(一次呼吸的大小)和每分钟 12 次的呼吸频率对大多数成年人来说是一个很好的起始值。对于正常体型的患者,吸气峰压通常在 0~20cmH$_2$O。肥胖患者、俯卧或头低足高位的患者由于腹部内容物推动横膈上抬而具有更高的吸气压力。

> 450~500mL(潮气量)
> 12 次/分(呼吸频率)

动脉血气

对于外伤或严重失血的病例,麻醉医师通常依靠 SpO$_2$ 和 EtCO$_2$ 来指导氧合和通气决策,同时保留动脉血气(ABG)分析。ABG 分析的一个非常简化的版本是:确保氧气水平正常(调整 FiO$_2$/故障排除);确保二氧化碳水平正常(调整 TV、RR);查看 pH 值和 BE(碱剩余)。

> 7.39/36/218/24/−2/99%
> pH/PaCO$_2$/PaO$_2$/HCO$_3$/O$_2$ Sat

当存在碱不足(BE 负值)和低 pH 值时,表明患者可能正在因灌注不足而造成乳酸堆积。这提示麻醉医师或麻醉护士应为患者补充更多的液体或血液，以改善组织的血流量。需要说明的是，首先，生理盐水复苏可导致高氯性代谢性酸中毒，即医源性碱不足不能反映复苏不足；其次，麻醉医师和麻醉护士应学会其他监测手段并积累自己的经验。麻醉医师不会盲目对待碱不足，这很容易使患者液体超负荷。如果麻醉医师有足够的前负荷(动态参数、尿量等)的证据，则会减慢液体的速度。如有疑问，麻醉医师可能会征求其他人的意见或考虑进行更多额外监测(见第 4 章)。

体位

体位可能不是一种监测手段，但由于我们会定期检查以确保患者的四肢被恰当地固定、垫护和放置，以免造成伤害，因此体位非常适合放在监测这一章节。

最常见的体位是仰卧位。其他常见体位包括俯卧位、侧卧位、截石位、头低足高位和沙滩椅位。在每个位置，重要的是垫住压力点，避免压迫易受伤害的部位(如眼睛、腋动脉等)，并防止对神经的拉伸或压迫造成损伤。

对于每种体位(侧卧位除外)，手臂都可以收起或向外。无论哪种体位，我们都会垫起肘部并避免对尺骨沟造成压迫，最大限度地减少对尺神经的损伤。肩部略微弯曲和内收小于 90°，可以避免臂丛神经过度伸展。当双臂收拢时，我们也会对静脉注射液、监测仪、线路和管路进行垫护，以防止长时间压在床单上造成伤害，并确保手指处于正确位置，避免因床位变化(如升和降床位)造成夹点。患者应该被恰当地固定，这样他们就不会从床上掉下来。床应小心放置，锁定时保持稳定，解锁时需要人员适当的操作和支撑以重新定位。

对于俯卧位的患者，其眼睛、鼻子、乳头和生殖器不能有压迫。麻醉医师在整个围术期定期检查眼睛和鼻子。当供应眼睛的动脉血压足够并且眼睛的静脉回流不受外部压迫或静脉充血阻碍时，失明风险较低。

头低足高位和截石位需要特别警惕。患者有在床上滑倒的风险，这会导致过度压力损伤和可能的神经损伤(如肩部、腓骨)。血管内容量从腿部转移到胸部,使血压升高。动脉血压和中心静脉压(CVP)可能出现错误的读数,除非传感器相对于患者的心脏位置是正确的。ETT可以转移到右主干支气管,造成喘息或氧饱和度降低。

在侧卧位时,腋窝垫放置在同侧腋窝稍低的位置,有助于防止由于腋动脉受压引起的肢体缺血。小心地将手臂垫起并固定在手架上,可保护上肢神经免受压迫和拉伸损伤。与俯卧位一样,在摆放头部时需要警惕,以保持颈部中立,眼睛不受压力作用,避免影响眼内灌注。

沙滩椅位使头部高于心脏水平,这使得大脑中的动脉压低于心脏或上臂测量的动脉压。麻醉医师必须意识到并对这种差异进行调整。在这个位置,头部的静脉压也低于中心静脉压,并且可能低到足以导致在某些神经外科手术过程中空气通过硬脑膜窦进入。麻醉医师可能会使用多普勒监测和中心静脉监测来发现和治疗严重的空气栓塞。

在长时间的手术中,特别是在大量液体输注或处于陡峭的头低足高位时,定期改变头部的位置或按摩头部可能有助于防止头皮水肿。即使在有头圈的情况下,头部压在床上也可能引起很严重的并发症。除了头皮水肿外,还可能发生结膜水肿,严重到足以使眼睑分开并使角膜刮伤或变干。眼部涂抹润滑软膏可以帮助保护角膜免受伤害。结膜水肿可能会很严重——眼睛可能看起来呈凝胶状、变色和肿胀。虽然有些人可能尝试将眼睛擦干净,但这样做可能会使情况恶化。

第4章 液体管理监测

所有患者在手术过程中都会输注液体,但量和种类并不一样。传统的确定补液的方法包括计算液体丢失量、术中维持量和交换量。这种方法导致的大量液体输注会造成更长的住院时间、胃动力下降和稀释性凝血有关疾病的发生。(Joshi G.P, 2019.)

目前情况好像转向了另一个方向。医院更频繁地要求严格的液体限制,其安全性和获益得到相关研究的支持。我仍然对严格的液体限制持怀疑态度,因为看到其他"已证明"有益的治疗方法最终被证明是有害的。然而,麻醉医师过去给予患者大量液体显然是不必要的,而且可能是有害的。如果患者在手术前2小时饮用清饮料并且没有肠道准备,那么他们就没有液体不足。在这些情况下,一定量的液体限制是有道理的。

许多麻醉医师现在实行适度的液体限制,当有血容量不足的证据时给予液体,但总体上使用的液体比以前少得多。年轻健康患者的严格液体限制不太可能造成持久伤害,并有助于加速肠道运动的恢复。适度限制液体可能有助于加速老年患者和患有肾脏、心脏或其他终末器官疾病患者的康复,而不会引起问题。但是在这些患者中使用严格的液体限制时应极其谨慎,如果确实要限制输注液体,应有足够的前负荷和(或)心脏指数的证据支持,以确保患者不会受到伤害。这种以目标为导向的液体治疗通常由一些特殊的监测指导,参见后文"前负荷/心脏监测"。

估计失血量(EBL)和替代补液

无论是胶体、晶体还是两者的混合,每一种都可以用以替代手术失血。失血过多的患者可能需要输血。麻醉医师监测EBL,并以1:1

的胶体或 2:1 的晶体替代补液。我们考虑冲洗并确定吸引器中、棉球上、洞巾上的血液量,如有必要还可算上地面上的血液量。有时,吸引器中还有其他液体(如羊水、尿液等)。许多较新的吸引器遮盖了其内容物,因此很难估计有多少液体是冲洗的,有多少是血液。有时麻醉医师的手术失血量估计是非常准确的,这对最终 EBL 的确定是一个很好的因素。

尽管血液保护(Cell Saver ®)和其他策略可能会减少输血需求,但最终麻醉医师或麻醉护士将核对血细胞比容(Hct)并提供血型和交叉配血(T&C)。这通常发生在 EBL 接近允许失血量(计算出将 Hct 降至输血阈值时的失血量)。

每千克体重允许失血量 =(起始 Hct − 阈值 Hct)/ 平均 Hct x 70 mL/kg

患者体重　　　　80kg
起始 Hct　　　　38
阈值 Hct　　　　25
则该患者的允许失血量=(38 − 25)/31.5×70mL/kg ×80kg = 2311mL

输血阈值有点主观。与患有终末器官疾病的老年患者相比,年轻的健康患者可以耐受低得多的血细胞比容水平。因此,年轻的健康患者在 Hct 为 21 时我可能不会为其输血,但患有终末器官疾病的老年患者的 Hct<30 时我会考虑为其输血。因为 EBL 不精确且血液制品从血库到达可能需要时间,我会留意 EBL 何时达到允许失血量的一半。那时我核对 Hct 并准备发送血型及筛查。在急性失血的情况下,血细胞比容在没有液体复苏的情况下下降很少, 但在过度输液的情况下下降过多。当失血严重时,患者可能需要除浓缩红细胞(RBC)之外的其他血液制品。请记住,如果手术仍在进行中,或者如果涉及的骨骼或凝血组织可能会继续渗出,则可能会持续出血。

有创监测 (尿量、TEE、CVP、PCWP、CO/CI、SvO_2) 和动态参数 (SVV、PPV、SPV 和 PVI)科学地补充了指导液体管理的手段。

尿量(UOP)

尿量是最早用于监测液体水平的手段之一。它需要插入导尿管,适用于手术时间较长的病例，或可能需要输血或输注大量液体的病例。传统指南建议用液体治疗少尿[UOP<0.5mL/(kg·h)]，但由于手术压力和挥发性麻醉气体可以降低 UOP，因此这种方法可能会使已经血容量正常的患者补液过度。(Joshi G. P.，2019.)术中少尿更合适的阈值可能是<0.3mL/(kg·h)，与目标导向的液体管理相一致。(Kunst & Osterman，2017.)

前负荷 / 心脏监测

　　液体管理的目标不仅是维持血压，还在于维持足够的组织灌注。这意味着提供足够的氧气来满足身体的新陈代谢需求。因此，我们可以用碱剩余作为粗略衡量体液状态的指标（参见第 3 章 "动脉血气"）。组织要获得足够的氧气，必须有氧气的输送和运作良好的输送系统。氧气由红细胞携带，通过心脏和血管输送到组织。如果肺供氧适当，并且血液中有足够的红细胞，那么氧气输送就是将血液从心脏泵送到身体的问题(即血流动力学)。

血流动力学

　　了解调节体内血流的因素是目标导向的液体管理的基础。下面的公式描述了血压、血流量和阻力之间的关系。

压力 = 流量 × 阻力
平均动脉压(MAP)=心排血量(CO) × 外周血管阻力(SVR)

　　虽然压力等于流量乘以阻力，但心排血量(CO)由心率(HR)和每搏量(SV)决定。

心排血量(升/分) = 心率(次/分) × 每搏量(升/次)，即 CO = HR × SV

　　每搏量取决于心肌收缩前心脏的容量(前负荷)、心肌收缩的强度(收缩性)及心肌收缩所抵抗的阻力(后负荷或外周血管阻力)。异常节律(如 AFib)可降低前负荷。增加收缩力(使心脏泵血更容易)或降低后负荷(降低阻力)可提高心排血量。随着心脏充盈(前负荷)的增加,心脏会受到更大的挤压,每次搏动时会泵出更多的血液(更大的每搏输出量和心排血量)。但是,一旦心脏达到最佳充盈,心排血量首先趋于平稳,然后随着额外的前负荷增加(Starling 曲线)而降低。增加 HR 也会增加 CO,当 CO 升高到一定数值后,进一步延长极限充盈时间,CO 会下降。

由于健康患者通常具有良好的收缩力,因此假设对于这些患者,良好的前负荷会导致良好的心排血量,这是安全的。那么如果心排血量良好,低血压一定是由低外周血管阻力($MAP = CO \times SVR$)造成的。麻醉药物可扩张血管并降低血压。身体的反应是提高心率以保持心排血量。补充液体(更多的前负荷)也有帮助,但当血管舒张时,解决方案是血管收缩。去氧肾上腺素是调整前负荷常用的方法,以抵消麻醉药所引起的血管舒张并使血压恢复正常。

调整前负荷的常用方法是一次静脉滴注 250mL 液体,直到表 4-1 的一种监测手段提示心脏得到适当充盈。

经食管超声心动图(TEE)

TEE 微创且非常有用,但价格昂贵,使用范围有限,操作人员需要经过大量培训才能正确使用。它是对左心室充盈进行最准确评估的方法之一。前负荷最准确的定义为左心室在射血前的容积。近似值

表4-1　前负荷监测手段

经食管超声心动图	(TEE)
中心静脉压	(CVP)
肺毛细血管楔压	(PCWP)
心排血量/心指数	(CO/CI)
混合静脉血血氧饱和度	(SVO_2)
每搏量变化	(SVV)
脉压变化	(PPV)
收缩压变化	(SPV)
体积变异指数	(PVI)

是左心室舒张末期容积,可以使用 TEE 计算。由于这些计算比较耗时,我们可能会使用连续显示的左心室面积来代替左心室容积。TEE 在心脏手术中特别有用,在怀疑前负荷、收缩力、瓣膜功能甚至心脏压塞时都可以提供帮助。

中心静脉压(CVP)

中心静脉压(CVP)是最早使用的前负荷监测手段之一,它是一种使用中心导管监测腔静脉血压的有创技术。CVP 估计右心房压力,通过几个假设,预测左心室容积(前负荷)。CVP 监测有许多细微差别和局限性,但当用于趋势监测时,它可以帮助指导体液状态。患者位置的变化或手术台相对于换能器的高度的变化会导致 CVP 发生较大变化并限制监测的效用。

肺毛细血管楔压(PCWP)

肺动脉导管(PAC)的侵入性比 CVP 略大,它可以监测肺毛细血管楔压,从而评估左心房压力。左心房压力通常与左心室舒张压相关,左心室舒张压可预测前负荷。它比 CVP 更准确,但增加了更多风险。它还会生成更多数据。除 CVP 和 PCWP 外,PA 导管还可用于获得心排血量/心指数(CO/CI)、混合静脉血氧饱和度(SvO_2)和外周血管阻力。

心排血量/心指数(CO/CI)

心脏指数(根据患者体型调整的 CO)可用于评估液体反应性。通过反复推注液体直到 CO 和 CI 不再增加,麻醉医师可以确定最佳前负荷。

混合静脉饱和度(SvO_2)

当输送到身体的氧气不能满足新陈代谢需求时,身体会从接收的血液中获取更多的氧气。这会降低返回心脏血液的氧饱和度(SvO_2)。使用 SvO_2 调节前负荷或收缩力是体液优化的合理方法。虽然一些混杂因素使读数变复杂,但 SvO_2 仍然是一种有用的(尽管是有创的)监测手段。

动态参数(SVV、PPV、SPV 和 PVI)

无创心排血量监测长期以来一直是术中监测的金标准。这样的监测将使我们能够衡量液体推注的效果并优化前负荷,并且没有 PA 导管的风险。大多数非侵入性心排血量监测设备在手术室中都有很大的局限性。为了克服这些局限性,人们研发了最新的"动态血流动力学参数",这是一组随呼吸而变化的值。

现代呼吸机使用正压通气,吸气是通过将加压气体送入肺部。这会增加胸腔内的压力,从而减少回流到心脏的血液。下一次心脏射血时,它没有那么多的血液可以泵送,每搏量(SV)下降约10%。收缩压和脉压也下降约 10%。呼气时,肺中的空气被呼出,胸腔内的压力下降,使更多的血液返回心脏。这会导致更大的前负荷,以及更大的每搏量、收缩压和脉压。这些正常变化(每搏量变化、脉压变化和收缩压变化)在低血容量患者中被放大。

来自动脉波形的视觉评估是准确的,但许多监测仪器会持续计算 SVV、PPV 或 SPV。前负荷可以通过提供液体推注来优化,直到动态参数低于 10%。(Cannesson,Desebbe,Rosamel,& others,2008.)(Joshi G. P.,2019.)

体积变异指数(PVI)是一个类似的参数,源自体积描记器(来自脉搏血氧饱和度仪的动脉追踪)。专业监测仪器不断地计算 PVI 并使用略有不同的阈值来优化前负荷,但原理是相同的。然而,这种以目标为导向的液体管理依赖于只在正压通气下的动态参数。低潮气量或高水平 PEEP 会减弱通气过程中胸部的压力变化并降低变异性。血管收缩药可以减少这些参数的变异性,从而限制它们的应用。有些麻醉医师认为这不是问题并且极力推荐这种监测手段;另一些人则认为这种限制是至关重要的。我认为这些动态参数可以作为特别有用的提示,但不应该毫无疑问地全盘接受。

第 5 章 局部麻醉与镇静

单纯局部麻醉

在小型门诊手术(如手指撕裂、补牙)中,麻醉医生通常在皮下或解剖标志附近进行局部注射来作为基础神经阻滞。皮下浸润的同时,患者就会感觉麻痹,对于基础阻滞或局部给药 (如在喉咙或气道喷洒),药物大约在 5 分钟内起效。为了避免局部麻醉药的全身毒性,麻醉医师经常在患者皮肤表面局部使用肾上腺素来作为其静脉注射使用时的参照, 以减少全身吸收并延长麻醉持续时间。肾上腺素很有用,但它会妨碍流向阻滞区域的血流。应遵循的原则是,手指、脚趾、阴茎、鼻子是永远不能使用肾上腺素的部位。虽然肾上腺素会延长持续时间,但其他因素如注射部位的选择、注射浓度和位置会影响患者的知觉, 这种影响可能会持续几分钟、几小时甚至几天 (表 5-1)。(Medicine.uiowa.edu,2019.)

表 5-1　局部皮下浸润持续时间

局部麻醉药	普通(h)	加肾上腺素(h)
利多卡因	0.5~2	2~4
甲哌卡因	0.75~1.5	2
丁哌卡因	2~3	3~7
罗哌卡因	2~4	3~8
1.3%丁哌卡因脂质体注射用混悬液 (Exparel®)	<72	

清醒镇静

由非麻醉人员实施的镇静被称为清醒镇静，由于这种镇静很容易过度，因此操作比较困难。

镇静剂能使患者更好地耐受手术疼痛，尤其是与局部或基础神经阻滞结合使用时。清醒镇静(见第 10 章"全身麻醉阶段"小节)有时用于支气管镜检查、内镜检查、介入放射学检查或门诊基础手术。这里的关键是患者仍具有意识，一旦患者不再对声音或轻拍额头做出反应，他们就会进入更深度的镇静，血压、心率和呼吸可能会受到影响。

监护麻醉

监护麻醉(MAC)是我们所说的由麻醉人员实施的局部镇静。与清醒镇静一样，局部麻醉在 MAC 中发挥重要作用，但镇静的深度和持续时间差异很大。有些情况主要是局部温和镇静，在手术刺激强度最大的时候增加了几分钟的全身麻醉。这些患者通常需要很少的麻醉药，很少出现疼痛或恶心，甚至可能绕过复苏的阶段。当局部麻醉不能完全消除手术过程中的不适时，这就需要更深度的镇静，有时伴随而来的是呼吸抑制或气道阻塞。虽然抬高下颌或前推下颌可以很好地打开气道，但如果这种程度的手术刺激持续下去，则需要将深度镇静转为全身麻醉，用喉罩或气管导管保护气道可能是明智的选择。即使在深度镇静下，口腔或鼻腔呼吸道也不能完全耐受，并且不能防止误吸。此时，患者不能够听从命令，不能保持冷静，甚至不能顺畅地呼吸，基本上是全身麻醉的第 2 阶段(见第 10 章)。这些患者应该被唤醒或被诱导插管。

由于 MAC 经常需要氧气辅助，因此应在手术切开前考虑火灾风险。2013 年的一份关于已结案索赔数据的审查显示，85%的电灼引起的火灾发生在头部、颈部或上胸部手术期间，81%发生在 MAC 期间。(Mehta,Bhanaker,Posner,& Domino,2013.) 如果手术区域位于剑突上方，电灼和氧气的接近意味着需要额外的预防措施。这些措施包括使用空气/氧气混合装置将 FiO_2 保持在 0.3 以下,确保下洞巾有足够的气流以避免氧气滞留,并在使用电灼之前留出时间让氧气从手术区域中消散。如果患者不能忍受室内空气或 $FiO_2<0.3$,那么气管导管或喉罩(将氧气与手术区域隔离)将可以提供足够的氧气,且不会增加火灾风险。当然,手术医生和麻醉医师之间的有效沟通是关键。

在使用局部麻醉药的任何时候,医生对剂量和推荐阈值保持警惕都会降低局部麻醉剂全身毒性(LAST)的风险(见第 6 章)。

第 6 章　区域麻醉

在麻醉操作中,大多数的麻醉医师对学习区域麻醉(神经阻滞)并不特别感兴趣。但是,考虑到美国推动去阿片化,神经阻滞对术中麻醉和术后镇痛变得越来越重要。麻醉医师想要成功地将区域麻醉纳入围术期治疗计划,需要与外科医生和患者进行良好沟通,即使不能让他们产生兴趣,至少也要征得他们的同意。如果神经阻滞不增加外科医生的手术等待时间或不使术后管理更加繁重,外科医生将更容易接受。如果神经阻滞后不会感觉到疼痛(使用镇静或全身麻醉),并且其风险与减少疼痛和减少阿片类药物的益处相比更小, 患者将更容易接受。

让我们从广义上谈谈区域麻醉的风险,神经阻滞的可靠性,穿刺针放置的方法,阻滞的起效时间和持续时间,包括局部麻醉药的全身毒性。

区域麻醉的风险

虽然特定的神经阻滞都有特定的风险, 但我通常从讨论区域麻醉的最基本的风险开始。我告诉患者:"每当针头插入你的身体时,你都会担心出血、感染和针头进入部位的损伤。"

出　血

对于所有的区域麻醉,特别是椎管内麻醉(脊髓和硬膜外麻醉),抗凝和出血的风险是真正值得关注的问题。必须考虑抗凝剂和抗血小板药物(如肝素、香豆素、普拉达沙®、达比加群酯®、阿哌沙班、阿司匹林、氯吡格雷®等),包括可能在围术期开始使用的药物。特别是在进行连续区域阻滞置管时,这一点尤为重要。美国区域麻醉和疼痛医学协会（ASRA）已经发布了停药和再服这些药物的时间指南。（Horlocker，Vandermeuelen，Kopp，& others，2018.）此外，人们可以通过名为"ASRA Coags"的 App，轻松查找这些信息。

感染 / 损伤

为了降低感染的风险，麻醉医师须执行严格无菌操作，并在围术期使用抗生素。麻醉医师在上级医师指导下学习阻滞技术，谨慎地操作，并通过超声可视化定位掌握解剖结构，从而将对神经、血管、肺、肠、膀胱、脊髓等造成损伤的风险降至最低。

区域阻滞的可靠性

成功阻滞的关键是用局部麻醉药包围靶神经。因此，明确注射位置是成功的重要步骤。注射药物和注射的剂量将影响阻滞的成功，也影响阻滞的起效时间和持续时间（见后文）。在所有的区域麻醉中，脊椎麻醉是最可靠的。脊椎麻醉是主要的手术麻醉方式，通过体表标志和穿刺针抽出脑脊液，证实穿刺的正确性。凭借经验和细致的技术，麻醉医师在 99% 以上的时间都在使用脊椎麻醉。（Harten，Boyne，Hannah，& others，2005.）实施硬膜外麻醉应通过体表标志和以阻力的丧失为依据，终点的确定性相比脑脊液的流出稍差。虽然硬膜外麻醉作为主要麻醉方式或更常见于术后镇痛，但报告的失败率为 13%~26%。（Hermanides，Hollmann，Stevens，& others，2012.）针对中枢神经系统外的目标神经的周围神经阻滞怎么样？这些阻滞有多可靠？有些是相当可靠的，有些则不太可靠，取决于识别目标神经，确认穿刺针与正确注射的难易程度。

穿刺针进针方式

目前，引导周围神经阻滞的方法主要有 3 种：体表标志、神经刺激仪和超声。

体表标志

当麻醉医师进行神经阻滞时应清楚地了解解剖结构，并且可以很容易地找到靠近目标神经的标志(骨性隆起、肌腱或动脉)，那么标志引导阻滞(如手指、口腔或踝关节阻滞)的成功率较高。然后通常在神经位置周围一个扇形或楔形区域注入大量的局部麻醉药。标志引导不如其他方法精确，使用大量的局部麻醉药和延长"浸润"时间有助于克服这些限制。但如果标志和神经之间的关系是可变的，那么成功率将是可变的。

神经刺激仪

第二种方法是神经刺激仪，也从标志性解剖开始，但通过将针尖的电脉冲发送到附近的任何运动神经，导致相关肌肉抽搐，从而为针的恰当位置提供保证。在确保正确的神经受到刺激后，麻醉医师将针更靠近神经，从而产生更大的抽搐，然后其减小电流，抽搐随之减弱，再次将针靠近神经。电流<0.5mA 时的抽搐表明针头足够靠近神经，阻滞的成功率很高。神经刺激仪效果很好，但需要大量练习并清楚了解解剖标志和附近其他神经的相对位置。在超声引导普及之前，神经刺激仪是许多常见周围神经阻滞的首选仪器。由于超声成像不佳，许多临床医生仍然选择神经刺激仪来进行某些神经阻滞（如坐骨神经阻滞）。不过，新的成像技术和更好的超声体验使神经刺激仪的使用率继续降低。

超声引导

凭借在获取和解释超声图像方面的技能和经验，麻醉医师可以轻松地施行许多周围神经阻滞。他们在清晰可见的神经周围注射局部麻醉药，最终获得了成功。位于动脉附近的神经(如股神经、锁骨上臂丛神经)通常很容易找到并进行阻滞。除非医师可以自信地识别靶向神经，否则超声引导的神经阻滞并不总是成功的。在肥胖患者中，即使是很好的标志(如动脉或肌肉)也可能难以识别。麻醉医师可能会在"超声波影像"上使用神经刺激仪来确认它确实是靶向神经。这提高了不太理想的超声引导下神经阻滞的成功率，但前提是靶向神经是运动神经。

周围神经阻滞的起效和持续时间

虽然由于神经纤维纤细且容易阻滞，皮肤的局部浸润几乎立即生效，但周围神经阻滞需要更多的"浸润时间"才能穿透靶向神经的较粗结构。局部麻醉药剂量越大，浓度越高，则起效越快，持续时间也越长，但风险会更大。长效麻醉剂（如丁哌卡因）的起效和持续时间比短效麻醉剂（如利多卡因）更长。佐剂（如可乐定、地塞米松、肾上腺素、芬太尼、碳酸氢盐等）不仅会影响阻滞的起效时间和持续时间，还会影响阻滞的质量。

低浓度（如0.2%罗哌卡因或0.25%丁哌卡因）可以实现感觉阻滞（用于镇痛），但运动神经阻滞/手术麻醉阻滞需要更高浓度（如2%利多卡因或0.5%丁哌卡因）。当神经阻滞效果已经无法达到手术麻醉效果时，它仍能提供一段时间的镇痛。使用周围神经阻滞留置导管和稀释的局部麻醉药输注或单次注射丁哌卡因脂质体（Exparel ®）可以实现持久镇痛的效果（表6-1）。

表6-1 周围神经阻滞的局部麻醉药在手术麻醉和术后镇痛的起效和持续时间

局部麻醉药	起效时间(min)	麻醉时间(h)	镇痛时间(h)
2%利多卡因	10~20	2~5	3~8
1.5%甲哌卡因	10~20	2~5	3~10
0.2%罗哌卡因	15~30	不适用	5~16
0.5%罗哌卡因	15~30	4~12	5~24
0.25%丁哌卡因	15~30	不适用	5~26
0.5%丁哌卡因(+肾上腺素)	15~30	5~15	6~30

Butterworth & Lahaye, 2019.

椎管内麻醉的平面水平、开始和持续时间

患者体位及局部麻醉药的选择(比重、剂量和佐剂,如芬太尼、肾上腺素等)决定了脊椎麻醉的平面水平和持续时间。身高、年龄、性别和妊娠状况仅发挥次要作用。(Bernards,2009.)在坐位患者中密度高于脑脊液的重比重丁哌卡因潴留在腰骶部,但当患者仰卧或截石位时其会向头部流动。这允许麻醉医师在5~10分钟通过调整患者的位置来改变阻滞的平面水平。重比重麻醉药液会上行至仰卧位患者脊髓胸段生理弯曲的低点,从而导致更高的麻醉平面(图6-1)。

多久起效/持续多长时间?

脊椎麻醉在2~3分钟后开始起作用,并在大约10分钟后"静止",即平面水平将不再受患者位置的影响(表6-2)。

硬膜外阻滞的平面水平取决于导管放置的位置和注射的麻醉药的量,通常1mL剂量扩散1个平面,因此T10硬膜外局部10mL剂量

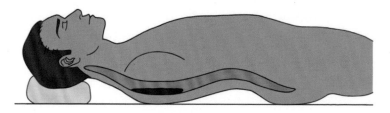

图6-1　压力下丁哌卡因下降至低点。(Illustration by Kai Miller.)

表6-2　丁哌卡因脊椎麻醉持续时间

恢复2个平面水平	(60±15)min
恢复4个平面水平	(84±22)min
失效时间	(5.9±1.4)h
运动恢复时间	(4.8±1.4)h
骶管镇痛	(7.3±1.7)h

Frey,Holman,Mikat-Stevens,& others,1998.

将扩散 10 个平面(T6-L3)。尽管硬膜外阻滞的起效比脊椎麻醉慢,但额外的剂量或输注会延长阻滞持续时间。了解单次给药的持续时间可以让麻醉医师计划何时导管给药或转为稀释局部麻醉药输注,从而进行术后镇痛。表 6-3 给出常用于手术麻醉的 3 种局部麻醉药的单次硬膜外剂量的起效和持续时间。

阻滞平面水平的评估

寒冷测量的椎管阻滞的感觉平均水平比针刺测量的水平高 1~2 个平面,而针刺测量的水平比轻触测量的水平高 1~2 个平面。(Macfarlane,Brull & Chan,2018.)这种平均关系可能并不总是适用于个体患者。(Russell,IF,2004.)为了评估神经阻滞的水平,我会用指甲轻轻划擦患者的手臂或用安全别针轻轻敲击。然后,从大腿顶部(L2)开始,依次由腹部到胸部测试,并询问患者:"从什么部位开始你的皮肤感觉发生了变化,有明显刺痛感?"如有必要,可重复以上步骤(图6-2)。

表 6-3　单次硬膜外推注

药物	浓度	起效时间 (min)	持续时间 平台期(min)	持续时间 添加肾上腺素(min)
2-氯普鲁卡因	3%	10~15	45~60	60~90
利多卡因	2%	15	80~120	120~180
丁哌卡因	0.5%	20	165~225	180~240

Macfarlane,Brull & Chan,2018.

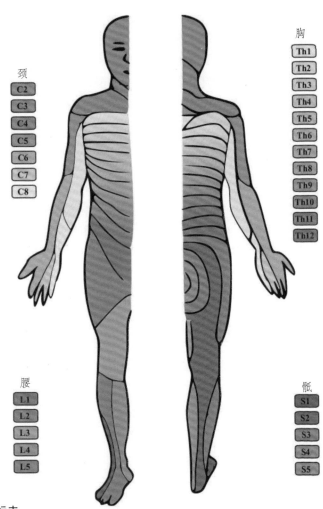

颈

C2
C3
C4
C5
C6
C7
C8

胸

Th1
Th2
Th3
Th4
Th5
Th6
Th7
Th8
Th9
Th10
Th11
Th12

腰

L1
L2
L3
L4
L5

骶

S1
S2
S3
S4
S5

皮节标志

C8　第 5 根手指
T4　乳头
T7　剑突
T10　脐
L2　大腿顶部
S2　大腿后侧

图 6-2　**皮节标志。**(Image by Ralf Stephan, public domain.)

特定阻滞和风险

正如我在本章开头所解释的那样，每个特定阻滞都有特定的风险。首先，让我们列出一些常见的阻滞（表 6-4），然后讨论其中一些阻滞及其特定风险。

指根神经阻滞

关于指根神经阻滞，请记住第 5 章中的原则，"手指、脚趾、阴茎、鼻子是永远不能使用肾上腺素的部位"。在这些重要的远端结构，我们会担心由肾上腺素引起的血管损害。

胸段周围神经阻滞

肋间或椎旁阻滞可为肋骨骨折、胸部或乳房手术提供胸部镇痛。较新的超声引导阻滞，如胸壁神经Ⅰ和Ⅱ阻滞，既安全又容易，并提供与椎旁阻滞相当的胸壁镇痛。（Versyk，Geffen，Van & Chin，2019.）

表 6-4　常见的周围神经阻滞和用途

指根神经阻滞(手指/脚趾)	门诊/急诊室小手术
踝关节神经阻滞	蹈外翻、脚趾截肢
腋窝或前臂阻滞	下臂/手部手术
锁骨上臂丛	手臂手术
肌间沟臂丛神经阻滞	肩部手术/镇痛
腘窝坐骨神经阻滞	足部手术
股神经阻滞	膝关节镇痛
内收肌管阻滞	膝关节镇痛
髂筋膜阻滞	髋部镇痛
肋间/椎旁阻滞	胸/乳房镇痛
胸壁神经Ⅰ和Ⅱ阻滞	胸/乳房镇痛
横腹肌平面阻滞	腹部镇痛

臂丛神经阻滞

臂丛神经阻滞(腋路、锁骨上、肌间沟)已经成功应用了几十年，因其靠近肺、大血管和颈部硬膜外间隙，因此会有许多可能的并发症，包括血肿、气胸、椎动脉注射(引起癫痫)、硬膜外或脊髓注射、霍纳综合征、喉返神经阻滞、膈神经阻滞。一些麻醉医师会优先选择腋路臂丛神经阻滞以降低风险。然而，腋路臂丛神经阻滞不能提供肩部镇痛，且需要多次注射。超声引导下的锁骨上和肌间沟阻滞局部用药更少、入路角度更安全，而且注射针连续可视，比传统方法更安全。

下肢神经阻滞

髂筋膜阻滞可用于髋部骨折和（或）髋部手术有效镇痛。(Stevens，Harrison & McGrail，2007.)(Foss，Kristensen，Bundgaard & Others，2007.)许多膝关节和髋关节镇痛的神经阻滞可能导致肌无力，从而影响术后治疗和早期活动。使用低浓度的局部麻醉药（如0.1%的罗哌卡因）可降低这种风险。另一种方法是远端阻滞，以尽可能多地保留运动神经。例如，内收肌管阻滞用于膝关节镇痛就是采用第2种方法，在保留大部分大腿肌肉活动的同时，为膝关节提供一定的镇痛，患者通常在治疗过程中有足够的活动量。

腹横肌平面(TAP)阻滞

腹横肌平面(TAP)阻滞可以由麻醉医师在超声引导下进行，也可以由外科医生在腹腔镜或直接观察下进行。因为 TAP 阻滞的标志是位于两个肌肉之间的平面，正确的穿刺阻滞是困难的，特别是在肥胖患者中识别这一平面会更加困难。低位的 TAP 阻滞只扩散 T10-L2(图 6-3)。增加肋下 TAP 阻滞可以扩散部分上腹部，但即使是 4 点 TAP 阻滞也不能提供完全的腹部镇痛(见图 6-3)。

使用丁哌卡因或罗哌卡因的 TAP 阻滞可以在 20 分钟内起效，并持续提供 12~24 小时的镇痛。丁哌卡因脂质体注射用混悬液(Exparel[®])TAP 阻滞的持续时间可以超过 72 小时，但起效时间可能需要45 分钟，甚至几个小时都达不到峰值镇痛效果。Exparel[®]的脂质体结构抑制了其跨膜扩散，相对于丁哌卡因有更精确的靶向。使用 Exparel[®]在腹横肌平面内跨平面分布（如T10-L2）也很困难。将

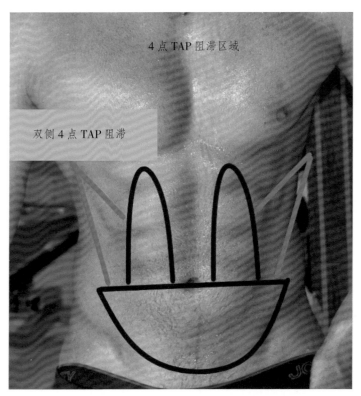

图 6-3 TAP 阻滞。(Public Domain Image by Deep Khicher from Pixabay.)

Exparel®与丁哌卡因混合可以缩短起效时间。将其稀释至 80mL(如 20mL Exparel®, 30mL 0.25%丁哌卡因和 30mL 生理盐水)可以使 4 点中每个部位都有较大的容积(20mL),以改善阻滞扩散。

区域麻醉在急诊科的应用

急诊科医生可能会发现,区域麻醉而不是镇静对于那些需要缓解疼痛或进行小型手术的患者尤为有用。镇静可能要求禁食、需要额外的人员来观察呼吸抑制的发生,以及导致更长的住院时间。区域麻醉需要安全协调和随访,以及相关的培训和时间。有些区域阻滞最好由区域麻醉专家来完成,但许多操作可以在急诊室中通过适当的计划/组织来简便、安全地完成（表6-5）。(Schroeder, 2020.)

外周区域阻滞的特定风险/已知副作用

外周区域阻滞的特定风险/已知副作用包括出血（如血管穿刺、血肿）；感染；损伤（如气胸、感觉异常、永久性神经损伤）；血管内风险［如椎动脉注射（诱发癫痫发作）］；阻滞失败/导管无法置入或脱出；阻滞非靶向神经（错误的阻滞侧、硬膜外/脊椎阻滞、霍纳综合征、喉返神经或膈神经阻滞、小腿无力伴内收肌管阻滞）；阻滞效果良好，但未达到患者期望；局部麻醉药全身毒性。(Yap & Gray, 2018.) (Jeng, Torillo & Rosenblatt, 2010.)

脊椎/硬膜外麻醉并发症

脊椎/硬膜外麻醉并发症包括出血，如硬膜外/脊椎血肿；感染；损伤，如短暂性神经症状、神经损伤；低体温；尿潴留；硬膜穿刺后头痛；低血压、心脏骤停/死亡。

出血时，应遵循血小板和抗凝药物使用指南。如果阻滞正在消失或已经消失，患者出现新发或恶化的运动阻滞、胃肠道或膀胱功能障碍，以及严重的局部背痛，则可能出现了压迫脊椎的血肿。脊椎血肿必须快速诊断并紧急手术，通常行紧急 MRI 扫描。(Diagnosis and Management of Spinal and Peripheral Nerve Hematoma, 2020.)

表 6-5　**区域阻滞**

指（趾）根阻滞（手指/脚趾）	诊室/急诊室小手术
蝶腭/枕神经阻滞	偏头痛
股骨/髂筋膜阻滞	髋部骨折镇痛
关节内注射	肩/踝关节复位
血肿阻滞	长骨骨折闭合复位
IV区域（Bier 阻滞）	远端撕裂/骨折复位
椎旁/竖脊肌平面阻滞	肋骨骨折

幸运的是,感染罕见。医生使用无菌技术和抗生素,避免对发热患者进行椎管内阻滞置管,除非其首先对抗生素有反应。

穿刺过程中的疼痛是针头或导管导致损伤的危险因素,这是脊椎麻醉或硬膜外麻醉后神经损伤的两个最常见原因之一。另一个常见的病因是局部麻醉药神经毒性。臀部和下肢的暂时性疼痛(短暂的神经症状),以及极少的永久性感觉运动和括约肌功能障碍是由脊椎麻醉造成的,人们认为其是由神经毒性引起的。高浓度和高剂量的局部麻醉药(尤其是利多卡因)已被确定为促发因素。(Horlocker,2000.)

脊椎麻醉后1~2天开始出现硬膜穿刺后头痛(PDPH)。年轻女性,尤其是孕妇面临更高的风险。硬脑膜(容纳脊髓和液体的囊)上的穿刺孔的性质和数量与PDPH的风险相关。较粗的针头和切割型针头(而不是铅笔样针头)会造成穿刺孔密封不良和脑脊液(CSF)外漏。当静脉输液和咖啡因等保守措施无效时,硬膜外血补片通常会密封穿刺孔并改善PDPH。(Apan & Apan,2014.)

与吸入麻醉剂一样,脊髓或硬膜外麻醉的交感神经阻滞也会导致血管扩张和体温下降。治疗方法是一样的,保持房间温暖直至麻醉诱导和铺巾之后,使用 Bair Hugger 暖风机主动体温保护设备,并遮盖患者头部以防止体温过低。如有必要,在PACU中加入 Demerol® 以减少寒战。

一些患者特别害怕尿潴留,这种情况发生在脊椎麻醉之后。危险因素包括男性、年龄>50岁、长时间麻醉、使用更多静脉输液和阿片类药物(阻滞或通过静脉注射)。膀胱导管插入术可以减轻尿潴留,但也有副作用。

脊椎麻醉常引起低血压。首发症状可能是恶心。血管升压药(如去氧肾上腺素)有助于维持灌注压,但可能导致心动过缓,尤其是当阻滞水平达到心加速纤维所在的上胸部(T1-T4)区域时。液体负荷是传统的处理方法。现在有人建议使用头低脚高体位(颈部屈曲)代替液体负荷,以保持前负荷而不会造成体液过多。颈部屈曲有助于保持麻醉平面在胸椎(而不是颈椎)水平。(Apan & Apan,2014.)

难治性低血压,尤其是伴有心动过缓的,是高位脊髓麻醉的指征,可能危及生命。少数情况下,脊椎麻醉药的浓度会高到足以损害呼吸驱动或导致心血管衰竭(全脊椎),可能需要气管插管、升压药和CPR。心脏骤停和死亡更常发生在健康的运动患者身上,尤其是在伴有深度镇静的情况下。早期使用阿托品和肾上腺素积极治疗低血压和心动过缓,比反复使用麻黄碱更有可能避免灾难性后果。

由于硬膜外阻滞可能覆盖胸部和(或)腰部皮肤,血流动力学紊乱的表现可能不同。覆盖腰部和胸部区域的硬膜外阻滞表现为如上所述的脊椎阻滞。胸椎平面阻滞引起的低血压可能不如腰椎平面阻滞引起的低血压严重,因为扩张的内脏系统可以容纳大量的前负荷。然而,当心加速纤维(T1–T4)受损时,心动过缓的可能性更大。

到达 PACU

手术结束时,脊椎阻滞(可能)已经消退至无须血管升压药的程度。PACU 和病房护士监测阻滞完全消退。与周围神经障碍一样,当感觉和运动功能受损时,我们应采取预防措施(如吊索、拐杖、辅助站立和行走等)。

局部麻醉药的全身毒性

局部麻醉药的全身毒性(LAST)是一种罕见的危及生命的并发症,其原因是局部肿胀或静脉注射(计划或无意)导致的局部麻醉药过量吸收。利多卡因毒性通常始于神经系统的症状(如耳鸣、口周麻木、金属味、中枢神经系统抑郁/抽搐)。这种毒性可进展为严重低血压、心动过缓、心律失常和心搏骤停。丁哌卡因毒性可能表现为心血管骤停。如果你开始注意到症状,应停止局部用药!应用监护仪,必要时支持性通气(ETT),并用小剂量(10~100mg)肾上腺素维持血压。如果需要 CPR,则应更改 ACLS 方案。ACLS 通常用于处理缺血而不是局部麻醉药引起的毒性。正常 ACLS 方案中不涉及利多卡因和普鲁卡因等局部麻醉药。β 受体阻滞剂和钙通道阻滞剂可进一步损害中毒心肌细胞的收缩能力。肾上腺素通过 β 肾上腺素能效应增强收缩力,它是比血管升压素更好的选择,可用于最后一次复苏。最重要的是,20%的脂肪乳剂(1.5mL/kg,在 2~3 分钟内注射完毕)有助于隔离局部麻醉药并逆转毒性。体外循环在清除毒性作用方面也是有益的。(Swaminathan,2017.)(Weinberg,Rupnik,Aggarwal & others,2020.)

第7章　全身麻醉

　　5个"A"和1个"S"是全身麻醉的目标(表7-1),单独使用不同剂量的吸入麻醉剂即可实现。但现代麻醉药物通常通过平衡技术以较少的副作用实现这些目标。苯二氮䓬类药物可引起遗忘,减少焦虑和觉醒。中等剂量的吸入麻醉剂可增加阿片类药物和多模式镇痛药所提供的镇痛作用,而肌松剂和血流动力学药物可维持肌肉松弛和自主神经的稳定性。我之所以说现代麻醉药物,是因为上述的真正的"麻醉"还没有出现那么久。酒精(乙醇)、鸦片、皮带和一根用于咬住的棍子一直被认为是一种平衡麻醉,直到美国内战前不久。事实上,如果不能减轻手术的疼痛程度,患者最好的期待是遇到一位动作娴熟的外科医生来缩短手术时间。尽管技术娴熟的外科医生仍然受到高度赞赏(通常可以通过缩短麻醉持续时间来降低并发症发生率),今天的外科发展取决于完善的麻醉技术。

　　直到19世纪40年代,乙醚和氧化亚氮才被用于手术麻醉,许多年后麻醉才被人们接受、认可并使用。(Larson,2005.)随着麻醉应用越来越多,乙醚麻醉的缺点逐渐显现,人们开始寻找替代乙醚的麻醉气体。

表7-1　**全身麻醉的目标**

遗忘(Amnesia)	患者不记得事件
意识不清(Awareness)	患者对刺激无反应
镇痛(Analgesia)	患者感觉不到疼痛
肌肉松弛(Akinesia)	患者手术切皮无体动
自主神经(Autonomic)	患者不出现高血压或心动过速
稳定性(Stability)	

理想的麻醉气体

理想的麻醉气体应具有的特性包括不易燃;无刺激性;无毒;不会引起呕吐;不引发恶性高热;不抑制呼吸及心脏功能;不增加肾上腺素致心律失常;支气管扩张剂;强效;起效快、代谢快;经济、充足、易于制造;稳定,在室温和大气压力下具有可预测性。

笑气(氧化亚氮)

最古老的麻醉气体——氧化亚氮(N_2O)是一种独特的气体,它在室温下是一种气体,而不是像乙醚及其子体那样的液体,因此,不需要蒸发器。事实上,笑气并不是真正的麻醉气体,而是一种止痛气体,因为它的效力太低,在没有其他药物的情况下,无法达到麻醉状态。麻醉气体的效力以最低肺泡有效浓度(MAC)衡量。1MAC 是指在该浓度下,50%的患者不会随着手术切片而体动。MAC 的真实评估要求不存在其他镇静或镇痛药物(表 7-2)。

亚硝酸盐价格便宜,在室温下稳定,无刺激性,起效快,代谢快。它是不可燃的,除了极长的暴露时间(几周)外,毒性可以忽略不计。单独使用亚硝基不会显著影响心率和血压。不幸的是,与 N_2O 一起使用的其他药物往往会掩盖其良好的心肺特征。亚硝基与挥发性麻醉剂一样具有致吐作用,但不具有支气管扩张剂的特性。它也可以迅速扩散至充满空气的空间并增加气胸的大小。它还可以增加肠道气体

表 7-2　需要记住的 MAC 数值

0.3MAC	"MAC 清醒。"患者从麻醉中苏醒
0.7MAC	存在遗忘
1MAC	50%患者手术切皮无体动
1.3MAC	95%患者手术切皮无体动
1.5MAC	血压下降,手术切皮时心率加快
>2MAC	部分肌肉松弛

White,2003.

的体积,眼部手术时放置在玻璃体中的气泡大小,以及耳道内的压力(因为其是不可膨胀的)。亚硝基还可以增加肺动脉高压患者的肺血管阻力。

氟烷

氟烷相当便宜,但起效速度比现代药物慢,并且可以使心肌对肾上腺素的致心律失常效应敏感。它大部分由肝脏代谢(20%),极少数情况下可能引起急性重型肝炎。除七氟醚外,氟烷的刺激性比任何挥发性麻醉剂都要小。氟烷会剂量依赖性地导致心率和收缩力下降,而不是血管扩张和反射性心动过速,就像新的挥发性药物一样。氟烷在美国已基本停止使用。

异氟醚

20世纪80年代初,异氟醚被用于临床,很快成为麻醉的主要药物。与氟烷相比,它的起效和消散速度更快,不会增加CSF的生成,尽管它会增加颅内压(ICP),但轻微的过度通气会抵消这种作用。异氟醚既是一种支气管扩张剂,也是一种呼吸抑制剂。与所有挥发性药物(氟烷除外)一样,它是一种血管扩张剂,可引起心率反射性增加,这部分补偿了因其心肌抑制作用而导致的心排血量减少。它无毒、不易燃,但刺激性较大。它不会增加气体空间(如 N_2O)的大小,但会使心肌对肾上腺素(小于氟烷)敏感。它价格便宜、供应充足、疗效显著,在室温下稳定。

七氟醚

七氟醚是一种强效、稳定、充足、不可燃的良好支气管扩张剂。它比异氟醚起效和代谢更快,并改善了心脏和呼吸功能的稳定性。它的低刺激性使其特别适合用于吸入麻醉的诱导,并且更少引起支气管痉挛和心动过速的发生。然而,它具有催吐作用,比异氟醚更贵,并且当以低流速(1 L/min)长期使用时,会产生化合物A,从而导致暂时性肌酐升高,但不会产生长期肾毒性。因此,制造商在包装说明书中建议将流速<2 L/min 限制为 2 MAC-小时（即 1 MAC 持续 2 小时或 2 MAC 持续 1 小时）。（McKay，2018.）

地氟醚

地氟醚比七氟醚起效更快，但比异氟醚的效力稍低，成本更高。与异氟醚一样，它是一种刺激性、催吐性药物，也是支气管和血管扩张剂，同时是一种温和的心脏和呼吸功能抑制剂。与异氟醚和七氟醚不同，当浓度突然增加时，它会引起心动过速，并且它的压力足够高，在室温下接近沸腾。由于标准蒸发器产生的地氟醚蒸汽量无法预测，因此直到研制出一种特殊的加热蒸发器后，它才被美国食品药品监督管理局（FDA）批准使用。

如上所述，所有现代麻醉气体在某些方面都有缺点。人们对完美麻醉药物的探索仍在继续。在我们离开蒸汽这个话题之前，我想解释一下蒸汽压，以及蒸发器的工作原理。

蒸发器

麻醉蒸发器向患者输送浓度精确的麻醉蒸汽。流入气体（O_2/空气或 O_2/N_2O）通过液态蒸发性麻醉剂起泡产生饱和气体。饱和气体中麻醉剂的精确浓度由大气压（P_{atm}）上的蒸汽压（V_p）给出（表 7-3）。在海平面上，P_{atm}=760 mmHg，V_p 七氟醚=160 mmHg。

%饱和气体=V_p/P_{atm}=160/760≈21%

由于每种蒸发性麻醉剂的蒸汽压和临床使用浓度范围不同，因

表 7-3 蒸汽压

药物	（V_p）@20℃（mmHg）	MAC（McKay，2018）
氟烷	244	0.76%
异氟醚	240	1.15%
七氟醚	160	1.85%
地氟醚	669	6.0%

此必须针对预期麻醉剂对蒸发器进行校准(图 7-1)。七氟醚蒸发器设置为 2%,将饱和气体和旁路气体稀释为 1:10,在流出气体中提供 2%的七氟醚。

上文中提过,正如我们所知道的,今天的手术只有在现代麻醉技术的基础上才有可能进行。这尤其包括人们在改进患者安全方面的不懈努力。安全性方面的一个进步是将液态蒸发性麻醉剂与现代蒸发器相结合,蒸发器有一个填充罐,麻醉医师会将液态麻醉剂倒入。唯一的安全预防措施是要求填充蒸发器的人保持警惕,任何液体都有可能添加进去。

现在,蒸发器填充口有凹槽,只适合专门为这种蒸发器制造的喷口(图 7-2)。喷口也有凹槽,适合安装在同类瓶子的颈圈上(图 7-3)。蒸发器、喷口、颈圈和瓶子均是颜色喷码,紫色是异氟醚,黄色是七氟醚。将喷口连接至正确的瓶子上(对齐凹槽)后,麻醉医师将喷口上的凹槽对齐,并将其插入蒸发器填充口(见图 7-2)。使用这种简单的安全装置系统,几乎不可能用错误的液态蒸发性麻醉剂填充蒸发器。

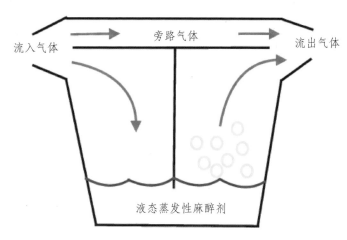

图 7-1　蒸发器校准。(Image by Author.)

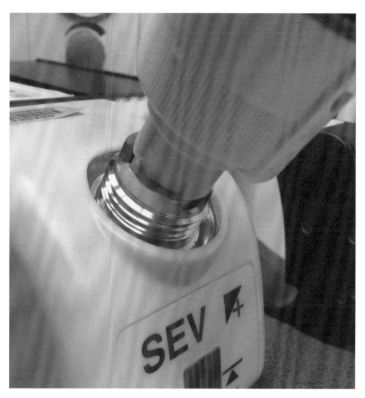

图 7-2 七氟醚填充口凹槽与七氟醚喷嘴凹槽相匹配。(Photograph by Author.)

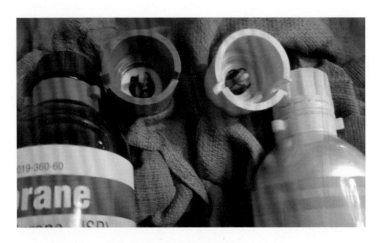

图 7-3　彩色编码的凹槽键形喷嘴和颈圈拼合在一起。(Photograph by Author.)

第8章 药物

在麻醉实践中常用的药物有很多,包括吸入麻醉药(见第7章)、镇静催眠药、诱导药物、神经肌肉接头阻滞剂和逆转药物、血管活性药物和强心药、辅助药物(止吐药、镇痛药、止涎剂)、阿片类药物和其他镇痛药物。

镇静催眠药

尽管巴比妥类药物也能起到催眠作用,但由于安全性更高,通常使用苯二氮䓬类药物。咪达唑仑针剂®(咪达唑仑)起效快,持续时间相对较短,是首选药物。安定®(地西泮)、劳拉西泮和安宁神®(阿普唑仑)也能很好地发挥作用,但持续时间较长,通常用于术前焦虑[术前一晚和(或)上午口服1次]或术后躁动(不是由低氧血症引起的)。

诱导药物

尽管可以通过吸入、肌内注射或口服药物来进行麻醉诱导,但典型的"诱导药物"是指由于将患者快速从清醒状态转变为全身麻醉状态的静脉药物。理想情况下,这些药物应具有起效快/代谢快、输液无蓄积、无呕吐、血流动力学稳定、注射时无烧灼感、无其他副作用。

丙泊酚

尽管丙泊酚注射后患者会有烧灼感并且血压降低,但它符合其他标准,并已成为衡量其他诱导药物的金标准。它可以减少恶心,在不延长苏醒时间的情况下输注,并且可以减弱气道反射(如用于LMA置入)。在低剂量时,它可用于镇静,具有自主通气和血流动力学稳定。在高剂量时,它可以代替吸入麻醉药作为主要麻醉药(没有恶性高热的风险）。

硫喷妥钠®和美索比妥钠®

硫喷妥钠®和美索比妥钠®是短效巴比妥类药物，可迅速重新分配（其作用会迅速消失），但在氧化作用下，组织会变得饱和，并且会持续很长时间。此外，其血流动力学稳定性不如丙泊酚，基本上已经停止使用。

氯胺酮

氯胺酮的独特之处在于它是唯一具有镇痛特性的诱导剂。它是一种分离麻醉药，会导致流涎增加和奇怪的梦境（术前使用咪达唑仑针剂可减轻这种作用）。它确实会引起一些心肌抑制，但这通常被掩盖，因为它也会导致去甲肾上腺素的释放。因此，除非机体去甲肾上腺素储备被严重消耗，否则血压和心排血量是可以维持的（如在慢性疾病或创伤的情况下）。

依托咪酯

依托咪酯是创伤患者首选的诱导剂，因为即使儿茶酚胺储备耗尽，依托咪酯也不会降低血压。事实上，如果患者仍然可以释放去甲肾上腺素，依托咪酯诱导后插管可能会导致严重的高血压。其他缺点包括肌阵挛和呕吐。由于依托咪酯也会导致短期肾上腺抑制，因此感染性休克患者应避免使用。

自主神经系统和神经肌肉接头

为了理解神经肌肉阻滞和逆转是如何发挥作用的，我们需要对自主神经系统有一个基本的了解。你可能听说过交感神经系统（"战斗或逃跑"），也可能听说过副交感神经系统（"喂养和繁殖"或"休息和消化"），它们共同构成了自主神经系统，它是机体多项变化的管理者或调节者，我们往往意识不到这些变化的发生。

自主神经信号离开脊髓，沿着连接神经节的两条神经路径到达目标器官。乙酰胆碱(ACh)是神经节的神经递质或化学信使。交感神经(肾上腺素能神经)在交感神经干中靠近脊髓的部位形成突触。在短节前神经释放突触中的乙酰胆碱后，长节后神经释放去甲肾上腺素（NE），去甲肾上腺素与靶器官上的 α 和 β 肾上腺素能受体结合(图 8-1)。

副交感(胆碱能)神经系统起源于脊髓的颈部和骶部,节前神经长,节后神经短(因为神经节靠近靶器官)。乙酰胆碱通过与烟碱和毒蕈碱胆碱能受体结合,将信息从神经节的神经间传递,并从神经传递至终末器官。

α 和 β 肾上腺素能受体刺激可导致心率、血压和血糖升高,以及瞳孔和气管扩张。胆碱能刺激减慢心率,可促进流涎、排尿、排便和消化。

自主神经系统和神经肌肉阻滞之间的联系是神经递质乙酰胆碱。乙酰胆碱不仅在副交感神经调节中起着关键作用,而且还是神经肌肉接头(NMJ)中的神经递质,与骨骼肌上的烟碱受体结合时,其与肌松药形成竞争。

肌松药的逆转剂新斯的明通过抑制乙酰胆碱酯酶（一种代谢乙酰胆碱的酶)增加乙酰胆碱的浓度。乙酰胆碱的有效增加逆转了 NMJ 阻滞剂,刺激烟碱副交感神经受体,从而恢复正常的肌肉收缩(图 8-2)(见下文"竞争性抑制")。不幸的是,乙酰胆碱的增加也会刺激毒蕈碱副交感神经受体,导致严重的心动过缓。由于没有烟碱特异性乙酰胆碱增强受体,我们将新斯的明与毒蕈碱阻滞剂(如格隆溴铵或阿托

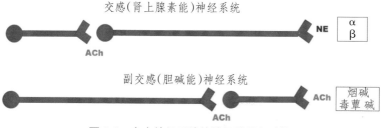

图 8-1　**自主神经系统的神经递质和受体。**

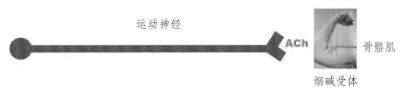

图 8-2　神经肌肉接头。

品)联合使用以预防心动过缓。

大多数麻醉医师和 CRNA 将格隆溴铵的剂量调整到所需的心率。标准剂量几乎总是产生心动过速。正是由于这个原因(以及拔管时伴随的儿茶酚胺激增),许多患者到达 PACU 时心率升高。阿托品起效稍快,造成更多的心动过速,因此在标准情况和儿科(儿童的副交感神经系统比成人更活跃)中更受欢迎。在成年患者中,心动过速并不是麻醉医师用格隆溴铵而不是阿托品的唯一原因。与阿托品不同,格隆溴铵不会穿过血脑屏障,也不会损害意识(详见"莨菪类生物碱")。(Howard,Wigley,Rosen,& others,2017.)

神经肌肉接头(NMJ)阻滞剂

肌松药(包括罗库溴铵、维库溴铵,以及除琥珀胆碱以外的其他药物)与乙酰胆碱竞争,结合到神经肌肉接头(NMJ)的受体上,这一过程称为竞争性抑制。

竞争性抑制

我喜欢将竞争性抑制解释为团队音乐椅游戏,其中一个团队是天然物质 (如乙酰胆碱或 ACh),另一个是阻断剂 (如罗库溴铵或 Roc)(图 8-3)。

在这种情况下,当音乐停止时,大部分受体(椅子)将被 Roc 占据,几乎所有 ACh 都无法将神经信号传输到肌肉。结果是深度的神经肌肉阻滞(即 Roc 获胜)。

随着时间的推移,一些罗库溴铵被代谢,出现相对较多的乙酰胆碱(图 8-4)。乙酰胆碱将占据更多的椅子,允许一些神经肌肉传递,但残留的罗库溴铵的干扰将导致肌无力。

如果你不是用新斯的明来逆转深度阻滞，而是等待至中度阻滞后给予新斯的明，将会达到完全逆转。所有剩余的 Roc 都被 ACh 压倒，因此肌肉力量得以恢复(ACh 以压倒性优势获胜！图 8-5)。

为了确保足够的肌松药已被代谢，从而实现这种逆转，我们使用一个神经刺激器监测 NMB 及 4 个成串刺激。

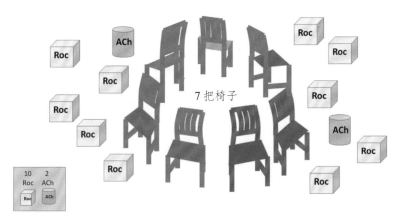

图 8-3 深度阻滞。(Image by Author.)

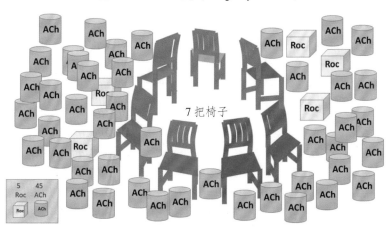

图 8-4 中度阻滞。(Image by Author.)

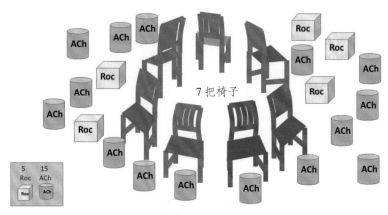

图 8-5 完全逆转。(Image by Author.)

4 个成串(TOF)刺激

如第 3 章所述,神经刺激器可以可靠地逆转神经肌肉接头阻滞。插管剂量的阻滞剂通常会完全抑制 4 个成串(TOF)刺激,即 4 个脉冲的电传递到神经,导致肌肉不收缩。随着 NMB 的代谢,首先是一个小的抽搐,然后是 2 个、3 个,最后是所有 4 个抽搐,但强度不断减弱,如手机信号强度图标中的 4 个竖条(图 8-6)。比较第一次和第四次抽搐的高度或强度,得出一个比值,称为 TOF 比值。当抽搐感觉到高度相同(TOF>0.7)时,患者仍然部分阻滞(70%的受体仍然被阻断)。

强直刺激后易化

如果以 50~100Hz 强直刺激持续 5 秒,导致收缩不减弱或消失,则患者有足够的肌力拔管。另一个更舒适且可能更为熟悉的拔管强度足够的迹象是持续 5 秒的抬头动作。尽管患者可能没有明显的虚弱,但 50%的受体仍可能被阻断。(Miller,2018.)强直刺激除了非常痛苦外,还会人为地提高 TOF 比值约 5 分钟,直至神经肌肉连接处的 ACh 峰值消失,这被称为强直后易化或强直后增强(图 8-7)。

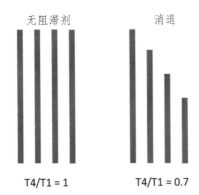

图 8-6　4 个成串 (TOF) 刺激。(Image by Author.)

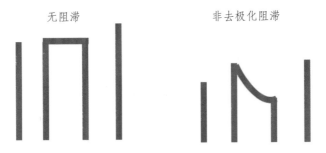

图 8-7　强直刺激后易化。(Image by Author.)

这种泛洪效应可用于估计第一次 TOF 抽搐重现的时间。当没有抽搐出现时,麻醉医师或 CRNA 可以提供 5 秒快速消退强直,然后每秒抽搐一次,计算产生抽搐的次数,直到抽搐消失。当这些人工增强的强直后抽搐次数大于 10 次时(强直后抽搐次数或 PTC>10),那么第一次 TOF 抽搐仅需 10 分钟。(McGrath & Hunter, 2006.)

强直刺激后计数

扭转一个抽搐少于两次的患者通常是不成功的,只是从深度阻滞改善到中度阻滞。这也可能是危险的。患者看起来很强壮,可以呼吸,麻醉医师可能会想拔掉气管插管。但一旦拔管,患者的肌肉太弱,

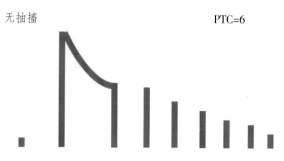

无抽搐   PTC=6

图 8-8　强直刺激后计数。(Image by Author.)

无法阻止气道塌陷,并且会阻碍呼吸(图 8-8)。这令人难忘的场景让人想起一条鱼离开了水。

直至最近人们才有了唯一的办法,等待两次抽搐,同时继续镇静和通气。然而,2015 年 12 月,一种新的药物被批准,彻底改变了规则。舒更葡糖没有增加 ACh 分子的数量以赢得神经肌肉传导的战斗,而是捕获肌松药分子,使其无法与 NMJ 结合。本质上,舒更葡糖就像将敌人从战场上移除! 它对罗库溴铵和维库溴铵均有效,可快速逆转 NMB 甚至深度神经肌肉阻滞 (PTC 1-3)。(de Souza,Tardelli, Tedesco & others,2015.)如果新斯的明逆转不充分,它可以作为主要逆转剂或救援剂。

舒更葡糖的价格仍然相当高, 通常只有在药店有特殊要求时才提供,但我用过它,看它像魔法一样起效。育龄妇女需要考虑的一个重要因素是,舒更葡糖可以降低激素类避孕药的血浆药物浓度,就像少吃了一粒药丸。建议使用口服或其他激素避孕药(如阴道环、植入物、激素 IUD)的妇女在服用舒更葡糖后 7 天内使用其他避孕方法。(Merk Sharp & Dohme Corp.,2019.)当然书面提醒比在PACU 的患者告知你进行该项预防更可取。

琥珀胆碱

琥珀胆碱怎么样?它与罗库溴铵和维库溴铵不同吗?好问题。琥珀胆碱(Sux)的作用不同于其他肌松药。它不是竞争性抑制剂,无法进行逆转。它能快速(不到 60 秒)且不可逆地与 NMJ 受体结合,刺激无序的肌肉收缩,这种现象被称为肌束震颤。虽然不能逆转,但 Sux 仅在 10 分钟内被一种名为假性胆碱酯酶的酶代谢。大约每 500 名患者中就有 1 名存在假性胆碱酯酶基因缺陷,需要大约 20 分钟才能代谢 Sux。每 3200 名患者中有 1 人完全缺乏这种酶,导致琥珀胆碱持续 4~8 小时。既然没有逆转,就只能等它消失。(Naguib & Lien,2005.)Sux 还有其他潜在的副作用,如眼内压、胃内压和颅内压升高,肌痛及钾的潜在致死性升高。它甚至可以引发恶性高热。因此,许多麻醉医师很少使用 Sux。

血管活性药、正性肌力药和负性频率药

患者需要药物控制血压或心率的最常见阶段是插管或拔管期间。有很多方法可以解决这个问题,我只想告诉你一些常用的药物。

抗高血压药

假设患者患有高血压并存在用药指征,该使用哪些药物?麻醉医师通常会使用艾司洛尔、拉贝洛尔、美托洛尔或肼屈嗪。艾司洛尔是一种短效 β 受体阻滞剂 (β_1 选择性)。美托洛尔是艾司洛尔的长效药。两者都能降低血压和心率。拉贝洛尔是一种非选择性 β 受体阻滞剂和 α 受体阻滞剂。它可以降低血压而不会使心率下降很多。然而,它会给哮喘患者带来麻烦,因为高剂量会阻断 β_2 受体激动剂(如沙丁胺醇)的支气管扩张作用。肼屈嗪是一种纯 α 受体阻滞剂,因此它会降低血压,并可能导致反射性心率升高。在需要更严格、更快速控制血压的情况下,硝酸甘油(NTG)和硝普钠(SNTP)是不错的选择。它们是快速有效的血管扩张剂,通常与有创动脉一起滴定,用于实时血压监测。另一种高效的抗高血压药物是尼卡地平,一种钙通道阻滞剂,它既可以作为一种快速有效的单次推注药物,也可以作为长时间滴定以控制血压的药物。

正性肌力药/升压药

那么,如果血压过低怎么办呢? 血压的主要决定因素是心率、前负荷、后负荷和收缩力。如果心率足够,确保使用液体和(或)血压优化前负荷(参见第 4 章"前负荷/心脏监测"小节)。接下来确定收缩力是否都需要增强。如果前负荷和收缩力都正常,那么问题是后负荷。

低血压常见于麻醉诱导后,通常通过手术切皮来解决。此时,少量麻黄碱或去氧肾上腺素有助于维持血压。如果没有理由怀疑心功能不全,我们治疗低血压的方法主要是升压药和补液。借助第 4 章中讨论的动力学参数,我们可以确定患者是否对补液有反应,并优化前负荷。在确定不需要更多液体后,我们通常使用升压药治疗低血压(表 8-1)。许多患者对液体和一两次推注麻黄碱或去氧肾上腺素有反应。然而,有些患者仍然低血压。具有讽刺意味的是,这部分患者通常是清醒时患有高血压的患者。高血压患者的血管顺应性差,对容积和血管舒张非常敏感。通常,他们需要低剂量输注血管收缩剂(如去氧肾上腺素),以克服与吸入麻醉药相关的血管扩张。在服用 ACE 抑制剂或 ARB 的患者中,这种血管舒张作用和对血管收缩剂的需求被夸大了。这类患者通常需要更高剂量的去氧肾上腺素[有时甚至需要去甲肾上腺素和(或)加压素]。幸运的是,即使在 ACEI/ARB 患者中,当吸入麻醉药在手术结束后消失时,高血压通常会复发,血管收缩的

表 8-1　常用的正性肌力药/升压药

药物	α	β	作用
麻黄碱 *	++	++	升高 HR、CO、BP
去氧肾上腺素	++		降低 HR、CO,升高 BP
肾上腺素	++	+++	升高 HR、CO、BP
去甲肾上腺素	+++	++	轻度升高 HR、CP,升高 BP
多巴酚丁胺		++	升高 HR、CO,降低 BP
米力农 **	不适用	不适用	升高 HR、CO,降低 BP

* 间接激动剂(导致去甲肾上腺素释放)。** 磷酸二酯酶抑制剂(使用其他受体)。
BP:血压;HR:心率;CO:心排血量。

需要也会消失。

有时，患者对这些简单的措施没有反应，可能需要更多的监测(CVP、PAC、TEE 等)来评估收缩力和前负荷。在非心脏外科手术，大多数患者需要呼吸机或侵入性监测(动脉线导管除外)，除非他们因败血症、器官衰竭等已经在 ICU 接受强心治疗。

辅助药物

我们在术前或术中使用辅助药物来进行麻醉管理。这些药物可能包括止涎药、止吐药、非甾体抗炎药、α_2 受体激动剂和氯胺酮。

莨菪类生物碱

这类药物有诸多有益效果，其中最重要的是止涎作用，止涎剂对口腔内手术和清醒插管有用。除了减少分泌物外，这些抗胆碱能药物还会加快心率，这是我们在逆转 NMJ 阻滞时所依赖的效果。该组有 3 种常用药物：阿托品、东莨菪碱和格隆溴铵。与前两种不同，格隆溴铵不会穿过血脑屏障，因此不会引起瞳孔散大和意识混乱。事实上，瞳孔扩张(散瞳)是文艺复兴时期女性使用颠茄("美女")时想要的效果。他们认为大瞳孔使他们看起来很漂亮。你可能听说过"红得像甜菜，干得像骨头，疯得像帽子"这句话，它描述了阿托品毒性的影响：皮肤潮红、分泌物干燥和意识混乱。最后一个效应是我们在麻醉中通常试图避免的(因此，我们在 NMB 逆转过程中使用的是格隆溴铵而不是阿托品)。然而，在创伤麻醉中，静脉注射东莨菪碱是一些患者暂时唯一的"麻醉剂"。东莨菪碱不会降低血压，甚至比阿托品更能"扰乱大脑"。我曾经告诉我的住院医生"创伤患者必须获得麻醉"，这意味着如果你没有获得血压，你就无法使用麻醉药，只有氧气、血液和肌松药。虽然东莨菪碱在这些情况下效果相当好，但它通常不是作为一种用于健忘效果的静脉注射药，而是作为一种置于耳后的经皮贴片，以减少恶心。

止吐治疗

要想成功止吐,就要知道该做什么和不该做什么。吸入麻醉药、麻醉剂、氧化亚氮、疼痛、寒冷、低血压、胃胀、长期麻醉和胃里的血液都会促进恶心和呕吐。女性、不吸烟者或有晕动病病史的患者与接受妇科、眼科、耳科、腹部或甲状腺手术的患者一样,有较高的术后恶心和呕吐(PONV)风险。(Pierre & Whelan, 2013.)常用的止吐药如表 8-2 所示。

我将地塞米松®和昂丹司琼®作为正在接受 GETA 治疗患者的一线治疗药物。我为 PACU 订购了昂丹司琼®和羟嗪®。如果患者有 PONV 病史,我通常会将甲氧氯普胺®或东莨菪碱与小剂量异丙嗪®作为用药方案。即使使用丙泊酚全凭静脉麻醉(TIVA)患者仍然会出现恶心。区域麻醉,包括术后镇痛阻滞和各种多模式镇痛药物,有助于减少阿片类药物需求,从而减少 PONV。

NSAID

非甾体抗炎药(NSAID)是有助于控制围术期疼痛的有效药物。一些麻醉医师或 CRNA 可能会让患者在术前服用口服药物(NSAID 或其他药物)。有些人可能在术中使用直肠药物,尤其是儿童使用的泰诺。尽管如此,我们使用的大多数药物(气体除外)都是静脉注射。酮咯酸注射剂®(酮咯酸)是一种强效静脉注射非甾体抗炎药,我们中的一些人几乎会将其用于每位患者。我通常先问外科医生,患者的情

表 8-2　**止吐药(PONV)**

5-羟色胺拮抗剂(昂丹司琼®和相关药物)
非特异性抗组胺药物(异丙嗪®、羟嗪®)
类固醇(地塞米松®)
促蠕动药(甲氧氯普胺安®)和抗酸剂(法莫替丁®)
抗胆碱药(东莨菪碱贴剂)
抗多巴胺药(氟哌利多)
P 物质拮抗剂(止吐敏胶囊®)

况。如果出血或肾功能是一个严重问题,我会避免使用酮咯酸。由于存在胃肠道溃疡和出血的风险,其使用时间限制为 5 天。环氧合酶-2(COX-2)抑制剂(如西乐葆®),是胃肠道副作用最小的非甾体抗炎药。西乐葆®可以减少炎症,缓解疼痛,但不会像常规非甾体抗炎药那样抑制血小板功能(McCormack,2011),我只希望它可以像相对较新的静脉注射对乙酰氨基酚(Ofirmev®)药物一样以静脉注射的形式提供。两者都是标准非甾体抗炎药的有效镇痛替代品,有助于减少阿片类药物的需求。我经常使用 Ofirmev®药物,而不是在患者进入手术室进行麻醉前让其服用西乐葆®和(或)扑热息痛的日益普遍的做法。在麻醉诱导期间,患者的胃里有未消化的药片,这种危险对我而言似乎是不必要的。

α₂受体激动剂

可乐定是典型的 α_2 受体激动剂,可用于降低患者的心率、血压和对麻醉药物的需求。另一种 α_2 受体激动剂右美托咪定(盐酸右美托咪定制剂®)相当流行。与可乐定一样,右美托咪定可以减少患者对吸入麻醉药和阿片类药物的需求,同时降低血压和心率。它比可乐定起效快,半衰期短,通常滴定给药。用盐酸右美托咪定制剂®的患者通常会睁开眼睛,听从命令,拔管期间保持呼吸,很少发生呛咳。盐酸右美托咪定制剂®可以在苏醒和拔管后继续使用,可产生轻微的镇静并显著缓解疼痛,而不会产生阿片类药物的呼吸抑制作用。虽然使用右美托咪定的患者可能出现记忆缺失,但如果不添加其他药物,它引起的遗忘将不可靠,尤其是在使用肌松药的情况下。

氯 胺 酮

正如"诱导药物"一节所述,氯胺酮具有镇痛作用。大剂量可诱导全身麻醉,小剂量(推注或输注)可显著增加患者的镇痛,并在不抑制呼吸驱动力的情况下减少阿片类药物需求。氯胺酮对哮喘(支气管扩张剂)和阿片耐受患者尤为有用。(Peltoniemi,Hagelberg & Olkkola,2016.)如果不服用其他镇静剂,它确实会增加口腔分泌物,并能产生生动的梦境。

局部麻醉药

局部麻醉药通过阻断电脉冲的神经传导起作用。它主要有4种给药方式:局部给药,如用于清醒患者的纤维支气管镜下气管插管;皮下,阻滞皮下微小神经纤维;神经周围,作为周围神经或中枢神经阻滞的一部分;静脉注射。注入静脉吗?这不是要不惜一切代价避免吗?是的,只有一个例外,那就是利多卡因。

全身吸收才是真正的问题。当局部组织吸收时,血液水平缓慢升高。如果剂量太大,副作用甚至可怕的毒性(如癫痫发作和心血管衰竭)都有可能发生。表面麻醉导致高峰值水平,因为药物可通过血管良好的黏膜迅速吸收。皮下浸润导致较低的峰值水平,根据阻滞情况,神经周围应用(硬膜、脊髓和神经阻滞)介于两者之间。在局部麻醉药中加入肾上腺素,通过收缩该区域的血管来减缓吸收,既延长了阻滞时间,又增加了安全剂量限制。但是,必须谨慎使用肾上腺素,尤其是有心脏病史的患者,不要使用环形血管收缩可能导致坏死的远端区域,肾上腺素绝不能用于手指、脚趾、阴茎和鼻子。

每种局部麻醉药都有其毒性剂量,因此浸润麻醉的最大推荐剂量并不相同(表8-3)。传统上引用的剂量推荐更多地基于专家意见而非科学实证,但多年的经验至少在某种程度上支持这些剂量。(Rosenberg,Veering & Urmey,2004.)

由于引起惊厥的利多卡因剂量与引起心力衰竭的利多卡因剂量差异很大(图8-9),因此大多数成年人可以安全地静脉注射利多卡因。低剂量(40mg)的静脉注射利多卡因通常会引起口腔金属味和耳鸣。100mg,仍远低于惊厥剂量,可减少心律失常的发生,提供镇痛,减弱意识和咳嗽反射,无明显的心肺抑制。许多麻醉医师和CRNA使用

表 8-3　浸润麻醉的最大推荐剂量

仅利多卡因	300mg	联合肾上腺素	500mg
仅丁哌卡因	175mg	联合肾上腺素	225mg

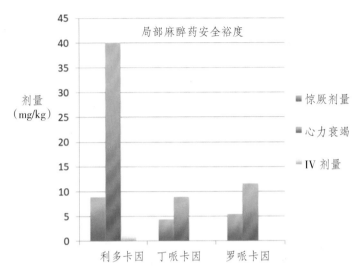

图 8-9　利多卡因、丁哌卡因及罗哌卡因的安全裕度。(Figure by Author.)

注:利多卡因的心力衰竭剂量约为惊厥剂量的 5 倍,约为静脉注射剂量的 20 倍。即使是静脉注射剂量的限值,耳鸣、金属味、嘴唇和舌头麻木等症状也很明显。(Santos, Atthur, Wlody, & others, 1995.)

静脉注射利多卡因来减轻异丙酚注射的疼痛或减少拔管时的咳嗽。

　　静脉注射丁哌卡因是危险的,必须避免! 心力衰竭可能是一种毒性反应,由此产生的心律失常很难治疗,通常需要长时间的CPR 和脂肪乳剂静脉注射。预防是关键。观察剂量限制、使用肾上腺素作为静脉注射的提示、间歇使用和警惕性监测是多年来安全使用丁哌卡因的预防措施。较新的药物(如罗哌卡因和左旋丁哌卡因)比丁哌卡因具有更好的安全裕度。

　　如前文所述,在局部麻醉药中添加肾上腺素不仅可以延缓吸收,而且可以作为血管内注射的早期提示。在每毫升的局部麻醉药溶液中加入 5μg 肾上腺素,制成 1:200 000 的混合溶液。静脉注射 2mL,通常会导致心率明显上升,并且会使清醒的患者感到不安。由于口腔科医师在局部麻醉中使用的肾上腺素是麻醉医师的 2 倍,因此,许多对局部麻醉药"过敏"的患者会抱怨,他们的心跳加速,这种情况通常发生在口腔科诊室。

值得一提的是一种相对较新的局部麻醉剂——Exparel®,它是一种脂质体包裹形式的丁哌卡因,持续时间长达 3 天。你能给多少(当然)是有限制的,给其他局部麻醉药的时间也有限制。我用它来做神经阻滞(特别是 TAP 阻滞和肌间沟神经阻滞),我见过很多外科医生沿着切口进行浸润麻醉。这似乎真的很重要。

局部麻醉药的另一个作用是通过外科医生在切口附近或支配切口的神经附近置入导管持续给药。像 ON-Q* 泵这样的设备,现在很流行。它提供连续几天的局部麻醉药输注。这些导管并非用于外科手术麻醉,而是用于术后镇痛,这需要较低浓度的局部麻醉药。这种较低的浓度降低了持续输注吸收进入软组织的局部药物的总剂量,从而提高了患者的安全性。

阿片类镇痛药

过去在临床上,我只使用芬太尼或舒芬太尼进行术中镇痛,直到患者进入 PACU 才开始使用镇痛作用长效的吗啡和盐酸氢吗啡酮®。然而,这会导致疼痛更快出现,PACU 停留时间更长,并且一些日间患者甚至在吗啡或盐酸氢吗啡酮®的呼吸抑制作用达到峰值之前就出院了。现在,我将芬太尼用于短期、轻微疼痛的患者,对于疼痛作用时间更长、刺激更强的患者,在手术结束时根据呼吸频率滴定使用适量的吗啡或盐酸氢吗啡酮®(表 8-4)。

表 8-4　阿片类镇痛药

阿片类镇痛药	等效剂量
吗啡	10mg
盐酸氢吗啡酮®	1.5mg
芬太尼	100ug
舒芬太尼	10μg

UnivFL, 2019.

注意,阿片类药物与咪达唑仑或七氟醚等其他镇静剂/麻醉剂合用,呼吸抑制作用增强。因此,对于同一例患者,在清醒时予以 100μg 芬太尼不会产生太大影响,但在麻醉结束仍有 0.4% 七氟醚吸入时可能会因为哪怕仅仅 50μg 芬太尼而出现呼吸暂停。而采用滴定法每隔几分钟给予 25μg 芬太尼,直到呼吸频率为 12~16 次/分,这样通常可以确保患者舒适地醒来。

过度镇静

在继续介绍有关阿片类药物及日常麻醉中使用的其他各类药物之前,有必要提醒一下,当联合使用镇痛药、止吐药和其他辅助药物时,很多患者由于药物联合镇静作用,在不恶心、感觉舒适的同时几乎会昏睡! 如果镇静药物导致呼吸抑制,请考虑使用纳洛酮来拮抗阿片类药物的作用。纳洛酮应少量且谨慎使用,每 2~3 分钟滴定小剂量(如 20~40μg)以改善呼吸。麻醉医师谨慎、渐进地给药可最大限度地减少危及患者生命的严重副作用。(Coda,2005.)

第9章 术后疼痛管理

有多种方法可用于处理术后疼痛。正如第8章所讨论的,常见镇痛药物(如阿片类药物和非甾体抗炎药)既有静脉注射的也有口服的。局部麻醉药作为切口浸润或神经阻滞(连续或单次注射)可以提供有效镇痛。小剂量的氯胺酮(每例50~100mg)也可以起到显著的镇痛效果,尤其是对阿片类药物耐受的患者。一些机构允许最低有效量基础上静脉输注小剂量的氯胺酮作为多模式镇痛的一部分。也有一些证据支持"超前镇痛"的概念,即在手术切皮前而非手术结束时使用局部麻醉药阻止疼痛刺激传导,则机体疼痛感和炎症反应均会减轻。此外,临床上越来越多的研究证实可使用辅助药物来控制疼痛。抗惊厥药(如加巴喷丁)可以帮助控制疼痛,尤其是在有神经病变的情况下。三环类抗抑郁药(TCA)、选择性血清素再摄取抑制剂(SSRI)、血清素去甲肾上腺素再摄取抑制剂(SNRI)都已被用作治疗术后疼痛的辅助药物。

无阿片类药物麻醉似乎是最新的"创新性与改进性"麻醉形式,拥有许多支持者,但没有更多证据支持长效阿片类药物的使用减少。加速康复外科(ERAS)方案可能会推动无阿片类麻醉的发展。ERAS势必会影响术后结果和康复,因而我们正确权衡利弊尤为重要。(Joshi & Kehlet,2019.)微创手术方式、尽早进食和早期下床活动似乎才是术后康复的主要影响因素,而"特定的麻醉技术、避免使用阿片类药物及其他方式辅助药物(如镁和利多卡因等输注),目前尚缺乏有力循证医学证据"。(Kharasch,Avram,& Clark,2020.)Kharasch博士及其同事建议,"虽然无阿片类药物麻醉可能是可行的,但我们无法确定它是否有用及何时采用效果最佳。由于缺乏控制良好的临床试验和获益证据,医生应对无阿片类药物麻醉技术保持谨慎态度。"(Kharasch,Avram,& Clark,2020.)这种保守谨慎的说法恰巧使我感同身受,使我在临床整体实际操作上发生改变。

多模式镇痛管理

- 阻滞
    周围神经阻滞(单次或连续)
    椎管内阻滞(硬膜外和蛛网膜下隙)
- 局部麻醉浸润:Exparel®
- 局部麻醉连续分娩:ON-Q*
- 非甾体抗炎药:酮咯酸®、西乐葆®
- 非麻醉性镇痛药:泰诺®、对乙酰氨基酚®
- 分离麻醉剂:氯胺酮
- 抗惊厥药:普瑞巴林、加巴喷丁
- 抗抑郁药:TCA、SSRI/SNRI
- α_2受体激动剂:可乐定、右美托咪定
- 阿片类镇痛药:患者自控镇痛,口服药物

即使在多模式镇痛时代,患者自控镇痛(PCA)阿片类药物仍是必要的。可供参考的 PCA 数值设置如表 9-1 所示。

在我目前工作的大多数机构中,外科医生都会设置 PCA 参数。当我作为一名麻醉住院医师时,我曾设置过不计其数的 PCA 参数。20 年后我仍记得的一个常见处方是"7/7/7"。即使用浓度为 2mg/mL 的吗啡,PCA 设置为:剂量 0.7 mL,锁定 7 分钟,1 小时限制 7mg。

事实上,大多数 PCA 处方最终都会得到类似的结果。

表 9-1　PCA 数值设置

	剂量(mg)	锁定时间(min)	4 小时限制剂量(mg)
吗啡	1~3	8~15	30~70
盐酸氢吗啡酮®	0.1~0.6	8~15	2.4~4.8

physorders.pdf,2004.

第 10 章　紧急事件及术后拔管

拔管前,患者应符合拔管标准。必要时,您可以查看撤机参数和 ICU 拔管方案，但由于外科术后的患者往往只需要通气数小时而非数天,因此以下简化方法适用于大多数手术室和麻醉术后复苏室拔管。

简易拔管标准

- 体温适宜,无寒战
- 肌力恢复,潮气量正常
- 意识清醒,气道反射恢复
- 足够舒适,并且行动配合
- 拔管准备充分
- 我们来逐个分析以上每一条内容。

体温适宜

感冒患者,除非他们瘫痪,否则往往会颤抖且通常是剧烈颤抖。除不适感明显外,剧烈颤抖还会导致心脏耗氧量显著增加,并可能引发心肌缺血。感冒有时还会导致血小板和免疫功能受损。尽管术中采取了积极的保温措施,患者仍有可能发生肢体颤抖。此时,我使用哌替啶® 12.5mg 静脉注射,患者的情况往往会有所改善,给药同时利用毯子和 Bair Huggers 升温仪进行额外的保暖工作以纠正潜在的风险。

肌力恢复

肌力未完全恢复而拔管的患者令人印象深刻。由于膈肌比大多数其他肌肉更早地从神经肌肉阻滞中恢复，因此在移除气管插管或喉罩之前，患者可能看起来呼吸顺畅、舒适。而当他们虚弱的肌肉努力保持气道畅通时，则非常痛苦。他们惊慌失措的眼神和无效的呼吸努力仿佛"离开水的鱼"一般无助！

　　分享一个真实案例。我曾见过一位在手术结束时已有微弱自主呼吸且患有阻塞性睡眠呼吸暂停(OSA)的肥胖患者。她的主管麻醉医师采用肌松拮抗药后，将她头部抬高并在她开始咳嗽和挣扎时拔管。转运过程中她需要抬起下颌和操持 CPAP 以帮助调节潮气量维持通气，但在 PACU 中她无法耐受简易呼吸面罩。麻醉医师开始怀疑，问她是不是呼吸困难，她点点头。她确实有一点"离开水的鱼"的样子，但为什么呢？拔管前她的确有抽搐并予以肌松拮抗药，她应该没事的。这时，PACU 护士发现该患者静脉通路漏液，因此肌松拮抗药根本就没进入她体内！麻醉医师迅速重复静脉注射新斯的明和格隆溴铵，并用 BiPAP 呼吸支持，直到她完全恢复自主呼吸。幸运的是，她对那次经历没有记忆，甚至没有并发症！一句话总结这个故事就是，"即使你认为你的患者足够强壮可以拔管，也要再次确保他们真的是如此。"换句话说，"信任，但要验证！"而验证条件无论是在他们醒来之前持续地手足抽搐，还是在他们醒来之后持续地抬起头，都足以再次证明肌肉松弛已经被充分逆转。

意识清醒

　　全身麻醉苏醒期间，从开始复苏到睁开眼睛并执行命令前，患者会经历所谓"第 2 阶段"的麻醉。在这个阶段，患者呼吸运动不规律，眼睛没有定向运动(分离凝视)并且气道反射不协调。患者可能会反复吞咽或用舌头推气管导管或喉罩，但他们对呼喊自己名字并无应答。而如果此时吸引口腔分泌物或移动患者头颈部，极易导致其咳嗽和气道痉挛。因此，切记不要拔管！给处在"第 2 阶段"患者拔管发生喉痉挛的风险很高，这种情况下患者声带砰地关上，没有空气进出(见第 11 章"喉痉挛")。此时正确的做法是，尽量减少对患者的刺激并且耐心等待其睁开眼睛。

确认意识清醒时,轻轻地敲打患者额头,呼叫其名字,嘱咐其睁开眼睛。当他们配合完成动作时,嘱咐其张嘴,迅速给 ETT 气囊放气并取下气管导管或喉罩,同时吸引口腔分泌物。过程应轻柔且迅速。

全身麻醉阶段

关于用乙醚吸入诱导的最初描述是,人们确定了麻醉的 4 个阶段,以及如何区分各阶段。通常来说,全身麻醉的患者往往会迅速地经历这些阶段,以至于无法通过静脉诱导观察到,而只能在较慢的转变过程中被识别出来。麻醉医师对这些阶段的正确理解,有助于准确识别不同麻醉阶段的患者情况,并对患者进行管理。酒精中毒的分期提供了一个对此颇有价值的参考。

第 1 阶段:"对疼痛无感"

在这种中毒/麻醉水平下,人们往往会放松并摆脱焦虑和压抑。他们既可能很健谈,也可能只是熟睡。通常,此阶段患者的血流动力学稳定并且无须帮助即可保持气道通畅。这种镇静水平是"有意识的镇静",是麻醉前用药的目标,也是应急目标。第一阶段拔管的患者可以保持呼吸道通畅,往往可以舒适地醒来。

第 2 阶段:"定向障碍、意识模糊"

随着中毒/麻醉深度的增加,患者可能会变得不受控制、不合作、躁动和说些含糊不清的话。当"有意识的镇静"比预期更深时,患者就会进入第 2 阶段(表 10-1)。该阶段,患者可能无法维持气道,且可能无法耐受气道辅助装置,如口腔或鼻腔气道。在镇静作用下,医生应让患者苏醒(如果局部麻醉剂足够)或保证气道安全下进行全身麻醉(见第 5 章)。从麻醉中苏醒的患者,特别是当患者受到刺激或镇痛不足时可能会在第 2 阶段开始体动、咳嗽或翻身。虽然可以拔管,但此时患者气道反射仍然功能失调,发生误吸或喉痉挛的可能性很大,武断地拔管非常危险。

第 3 阶段:"昏迷"

在此阶段的中毒/麻醉水平下,患者对疼痛等不适刺激几乎无反

表 10-1 **第 2 阶段的体征**

持续吞咽动作

用舌头推动 ETT

呼吸不规律

屏气

分离凝视(眼睛朝向不同的方向)

呼叫无应答(呼唤患者的名字)

轻拍额头无反应

应,甚至有些患者陷入昏迷,醒来时因为术中错误体位而导致神经损伤(我们在麻醉和手术过程中应竭力避免发生该情况)。患者达到该麻醉深度,眼睑睫毛反射消失,气道反射充分减弱适合置入喉罩,但插管时咳嗽明显,如果气道足够通畅可以保留自主呼吸。

第 4 阶段:呼吸骤停

过量的乙醇或乙醚都可能致命。麻醉深度过深与一些并发症相关,如严重的呼吸抑制、苏醒时间延长、低血压和术后死亡率升高。

足够舒适

不适感明显的患者往往是无法配合的患者,他们有时甚至表现为好斗的躁狂状态。相比之下,一个几乎无疼痛感的患者才能更平稳地从全身麻醉中苏醒。局部浸润、区域神经阻滞、非甾体抗炎药、氯胺酮、盐酸右美托咪定等,控制术后疼痛有多种途径(见第 9 章)。而通常,阿片类药物总有一席之地。在麻醉即将结束时,如果调整呼吸机将 $ETCO_2$ 升高,患者将开始恢复自主呼吸。确保肌力恢复,尝试脱离呼吸机,然后让患者建立有规律的呼吸节律。在手术刺激和吸入麻醉剂浓度逐渐降低时,滴定给予小剂量阿片类药物。我推荐成人呼吸频率约为每分钟 12 次。由于吸入麻醉剂多协同镇痛作用,随着吸入麻醉剂的代谢,需要更多镇痛药来维持相同麻醉深度。

手术疼痛并非导致患者不合作的唯一不适。呼吸困难同样令患者痛苦难耐。麻醉医师需要做的是,积极检查残余肌松药,有无气道阻塞、喘息、液体超负荷或气胸的迹象。虽然与呼吸困难相比，膀胱充盈的影响更轻微，但膀胱充盈的刺激在PACU不良事件中可能是一个常被忽视的因素。大多数患者最初可能无法正确表达出问题所在，而未导尿、手术时间长、术中大量输液和患者男性都应引起警惕。值得注意的是，有些患者即便已经导尿也不能完全解决问题，虽然膀胱充盈感得到缓解，但尿管的存在刺激了排尿的冲动，引发强烈不适。留心观察，不难发现，住院病房里有许多已导尿的患者，尤其是中年男性，仍然会不停地掀开毯子，试图下床，就像他们每晚去卫生间一样。

还有些患者，尤其是年轻患者，苏醒时会异常烦躁。此时排除呼吸、膀胱、疼痛等不适感外，没有其他明显原因时，也可以尝试让他们"重新睡一次"。通常麻醉医师选择小剂量的丙泊酚静脉注射，就足以在不影响安全呼吸的情况下让躁狂患者安静下来。几分钟后，他们大多会平静地再次醒来，即使其他一切都毫无改变。(Dahmani, Delivet, & Hilly, 2014.)

拔管准备充分

当然，确实存在特殊患者需要额外的帮助才能拔管成功。对于哮喘或COPD患者在PACU时使用雾化支气管扩张剂有一定益处，条件不允许时也可以经气管导管吸入，这也有一定效果。气管插管前表面麻醉(LTA套件)可以减轻气管插管引起的刺激。我曾经也有几次这样的经历，麻醉过程中患者出现严重的支气管痉挛，无法通气，而我不止一次采取深度麻醉状态下拔管，解决了危机，即用大剂量的丙泊酚静脉注射，而后再辅助吸入1.5 MAC的七氟醚，持续约15分钟，这是一种适用于易发生支气管痉挛患者的拔管策略，在患者深度麻醉但自主呼吸存在时移除气管导管，这样当他们醒来时就不会因为气管中的导管刺激诱发气道高反应。

肥胖患者或已知有阻塞性睡眠呼吸暂停(OSA)的患者推荐拔管的最佳体位是端坐位，准备好鼻咽通气道及CPAP辅助通气。另外，因为大量输液或长期头低脚高位可能存在气道水肿的患者也应该采取坐位,甚至可能需要在拔管前进行"漏气测试"。在漏气测试中,气管导管气囊放气,导管腔短暂闭塞,迫使患者在管子周围呼吸,证明患者气管没有膨胀到贴合气管导管,二者之间存在缝隙,表明患者气管不至于水肿到不可拔管。

还有一些小建议,如应事先告知有牙齿问题的患者,即使麻醉过程中操作很小心,问题牙齿也可能会脱落。插管和拔管时牙齿受损常见,而在 PACU 中牙齿脱落则多由患者在麻醉复苏期间意识模糊时过于用力咬气管导管导致。

此外,插管越困难,精心计划如何安全地拔管和重新插管就越重要!任何额外的物品和人员准备都可能决定结果是成功还是失败。如果不幸重新插管失败,要像初次插管一样,务必再次制订详细的备用计划。必要时与上级或同事协商并寻求建议和帮助。保守一点,谨记"不伤害"原则,但凡对这类患者能否顺利拔管存在疑虑,就不要轻易拔管。调整好患者气道条件并择机再试。

第 11 章　危险情况

围术期存在许多危险情况，所有麻醉医师都必须准备随时本能地、快速地应对这些情况，在查找原因的同时实施治疗。

低 SpO_2

首先按照 ABC(气道、呼吸、循环)进行检查，然后追踪从呼吸机端到患者端的 O_2 输送。将 FiO_2 调至 100%，确保呼吸机已打开，电路已连接，并且气管导管没有扭结或堵塞(可以通过吸痰管沿气管导管向下置入确认)。接着，听诊器听诊双侧肺部，检查呼吸音是否一致(以确认气管导管位置位于主支气管中)。听诊患者呼吸音 (有无哮喘、支气管痉挛)，如若异常，须考虑气胸、气管痉挛或心排血量不足等引起肺部无法正常通气。

慢心率

按照 ABC 进行检查 (呼吸回路无意加压作用基本上与 Valsalva 动作等效，会导致心率和血压降低)。如果慢心率与手术操作有关，应立即让外科医生停止刺激(如气腹、牵拉脏器、颈动脉施压等都可能导致心率过慢)。必要时给予格隆溴铵(长托宁)或阿托品以提高心率。但如果出现心搏骤停，必须立即开始 ACLS(包括高质量心肺复苏、肾上腺素等药物，甚至安装起搏器)。

低血压

按照 ABC 进行检查，在判断诱因同时采用液体复苏和血管活性药物进行治疗。"NACHOS"是各种类型休克的缩写，包括神经源性(N)、过敏性(A)、心源性(C)、低血容量(H)、阻塞性(O)(如肺栓塞、心脏压塞)、类固醇/败血症(S)(肾上腺功能不全、感染等)。麻醉医师不要忘记给患者诊脉。

高血压

按照 ABC(气道、呼吸、循环)进行检查。临床常见的情况是疼痛刺激,此时应立即加深麻醉。如镇痛充分,麻醉深度足够,则考虑使用降压药。此外,膀胱充盈、止血带反应、嗜铬细胞瘤等也容易引起高血压。

快心率

按照 ABC 进行检查。查看心电图。如果心电图提示室性心动过速或室上性心动过速,必须立即开始 ACLS 方案,尽早考虑除颤或电复律。患者通常为窦性心动过速,常见原因是镇痛不足或手术刺激,其他原因包括呼气末二氧化碳升高、贫血、血容量不足、低氧血症或医源性。此外,脓毒症、感染、甲状腺功能亢进、焦虑、心脏压塞和肺栓塞,甚至恶性高热和药物戒断(乙醇、β 受体阻滞剂等)也必须鉴别诊断。排除其他明显原因后,最常见的处理方法是加深麻醉。药物治疗也可考虑 β 受体阻滞剂,特别是心肌缺血风险性高的患者。

发热

通常情况下,体温升高是医源性的。随着患者体温升高,麻醉医师应降低 Bair Hugger™ 升温仪的温度设置或将其关闭, 甚至将其温度设置为与环境空气一致。值得注意的是,恶性高热(MH)是最为危险的体温升高现象,但发热通常最晚出现,首先出现的是心动过速和高碳酸血症,代谢性和呼吸性酸中毒随之而来且发展迅速,如果不立即治疗,MH 是致命的。如果高度怀疑 MH, 必须停止使用吸入麻醉剂,告诉外科医生尽快结束手术操作,呼叫帮助,向上级汇报 MH 可能性并立即通知医务科开启 MH 治疗方案,包括丹曲林、过度换气、多途径主动降温,以及用碳酸氢钠碱化尿液。

喉痉挛

喉痉挛最常发生于气管拔管时，并伴有持续正压（约 30 cm H_2O）。处理措施可以采用小剂量的琥珀胆碱静脉注射(10~20mg)，效果显著。

COVID-19

2020 年，麻醉医师遇到了一个新的严峻考验，为患有 COVID-19 传染病的患者进行气管插管。此时，严格按照防疫标准规范操作即小心穿脱个人防护设备、防护面屏以减少飞沫传播，以及插管前周密地规划操作流程，都有助于降低可能面临的职业暴露风险。

第 12 章　麻醉记录

了解常规纸质麻醉记录单,有助于掌握日益普及的电子化记录。

基本信息

基本信息通常包含术前麻醉评估摘要(表 12-1)。

表 12-1　**基本信息**

外科手术	体重
过敏情况	**ASA** 分级
抗生素使用	麻醉/手术时间

术中用药

术中用药如表 12-2 所示。

表 12-2　**术中用药**

镇静药	丙泊酚、依托咪酯
肌松药	琥珀胆碱、罗库溴铵
止吐药	地塞米松、昂丹司琼®、甲氧氯普胺®
镇痛药	芬太尼、盐酸氢吗啡酮®
辅助用药	利多卡因、盐酸右美托咪定®
镇痛药	酮咯酸、氯胺酮、对乙酰氨基酚®
降压药	美托洛尔、拉贝洛尔、肼屈嗪
升压药	麻黄碱、去氧肾上腺素
肌松拮抗药	新斯的明、格隆溴铵

生命体征

记录单常见符号和示例如表 12-3 所示。

表12-3 **生命体征表示方法**

收缩压	Ｖ	呼气末 CO_2	35
舒张压	Λ	呼气末七氟醚 MAC	2.0
HR	●	呼吸参数（TV/RR）	550/12
心电图	SR	体温	36.5

补液

补液种类及单位示例如表 12-4 所示。

表12-4 **补液种类及单位示例**

乳酸林格液（LR）	2000mL
冰冻红细胞（PRBC）	2U
血小板	1SDP(单供体或外采包)
白蛋白	500mL
新鲜冰冻血浆（FFP）	2U

术后转入 PACU 或 ICU 生命体征及总结

需要记录静脉输液量、失血量(EBL)、输注血液制品、尿量和生命体征(包括心率、血压、呼吸频率、体温、疼痛评分和意识水平)，常见于页面的底部或右下角。

纸质麻醉记录如图 12-1 所示。

术后麻醉总结

麻醉医师术后对于麻醉事件描述的篇幅长度、文字细节和语句易读性都各不相同。有的记录已完成术前说明和知情同意，给予术前

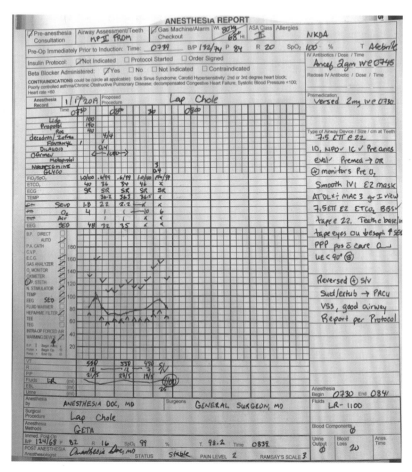

图 12-1 纸质麻醉记录单。

用药并进行监护；有的是麻醉诱导前预给氧、使用口咽通气道、面罩通气及插管的难易程度的描述，内容包括喉镜使用、气管导管种类、型号及深度，还有插管后牙齿状况等。任何额外使用的监护方法、线路或模块都是患者个体化的术中监测预防措施，还须记录患者术后在 PACU 或 ICU 中残余肌松作用或镇静药物的拮抗、气管拔管等事件。

当然，目前普及的电子病历通常已涵盖手写记录单上的所有信息。然而，相当多的麻醉电子病历系统程序混乱，结构单一且奇怪，有时将最重要的信息隐藏起来，而将大同小异的一般信息放在显著位置。例如，在手写记录单中，人们通常将有价值的术前评估记录精练为一页，然而在电子病历中的相同信息通常篇幅冗长，有时会有 4~6 页。很多高年资的麻醉医师对此颇有微词："简直是 30 分钟的有用信息硬生生塞满了 3 个小时。"

尽管电子化麻醉记录单有一些缺点，但它也有优势。现代化的技术带来了工作效率的提升，例如，生命体征数据完全自动捕获，尽管有时也有错误信息。麻醉药物使用必须由麻醉医师输入，实时的事件输入势必能够更准确反映麻醉过程，但不足之处在于，有些急救药物不可避免地是在紧急事件处理完毕再输入，准确性不够。作为麻醉医师，初入临床都应该确保将使用药物名称、使用时间、剂量、途径完整准确地记录下来，即便输入的内容和事件难以避免千篇一律、乏味冗长。不仅如此，输注液体和药物的总量也应标记清楚，并且以快速识别生命体征的图形表示，做到一目了然。电子麻醉记录单将过去浓缩为一页的有用内容扩充为好几页，使得很多早已习惯手写记录单的麻醉医师在关键时刻查看生命体征、麻醉剂浓度、液体和药物给药时间并不轻松，甚至在查找详细记录的各个事件并同步查看时更为烦琐。即使麻醉医师认为很难一目了然，但对于非麻醉医师们而言，相较于纸质麻醉记录单，电子麻醉记录单确实通俗易懂。

附表　麻醉药物

常见的麻醉相关药物

药物	用途	剂量
肝素	抗凝	5000 U IV
沙丁胺醇	扩张支气管	2~4 揿
利多卡因	干咳	100 mg IV
	减量静脉注射	20 mg IV
阿托品	心动过缓	0.5~1.5 mg IV
格隆溴铵	心动过缓	0.2~1.0 mg IV
	抑制腺体分泌	0.2~1.0 mg IV
氨甲环酸	止血	300~1000 mg IV
呋塞米	利尿	10~40 mg IV
甘露醇	利尿	12.5~25 mg IV
法莫替丁(胜肽类®)	胃食管反流病	20 mg IV
氯化钙	低血压	200~1000 mg IV
麻黄碱	低血压	5~15 mg IV
去甲肾上腺素	低血压	0.05~0.1 μg/(kg·min)
去氧肾上腺素	低血压	50~150μg IV
	低血压	10~80 μg/min IV
肼屈嗪	高血压	5~10 mg IV
拉贝洛尔	高血压	5~20 mg IV
硝普钠	高血压	0.3~10 μg/(kg·min)IV
尼卡地平	高血压	5~15 mg/h IV
艾司洛尔	高血压、心动过速	10~40 mg IV
美托洛尔	高血压、心动过速	2~5 mg IV
硝酸甘油	高血压、心肌缺血	20~80 μg/min IV
依托咪酯	麻醉诱导	12~30 mg IV

（待续）

药物	用途	剂量
丙泊酚	麻醉诱导	80~150 mg IV
	镇静	40~120 μg/(kg·min) IV
肾上腺素	正性肌力	2~10 μg/min IV
苯海拉明	皮肤瘙痒、过敏	12.5~25 mg IV
甲氧氯普胺	恶心	10 mg IV
昂丹司琼	恶心	4~8 mg IV
异丙嗪	恶心	5~25 mg IV
地塞米松	恶心	4~10 mg IV
	水肿	4~10 mg IV
对乙酰氨基酚	疼痛	1000 mg IV
芬太尼	疼痛	50~250 μg IV
氢吗啡酮	疼痛	0.2~1.0 mg IV
酮咯酸	疼痛	30~60 mg IV
舒芬太尼	疼痛	5~10 μg IV
罗库溴铵	肌松药初始	30~50 mg IV
	肌松药维持	5~10 mg IV
维库溴铵	肌松药初始	7~10 mg IV
	肌松药维持	1~2 mg IV
琥珀酰胆碱	肌松药初始	100~200 mg IV
鱼精蛋白	拮抗肝素	5~10 mg IV
纳洛酮	拮抗阿片类药物	80~200 μg IV
右美托咪定	镇静	0.3~0.7 μg/(kg·h) IV
咪达唑仑	镇静	2~5 mg IV
血管升压素	休克	0.01~0.2 U/min
氢化可的松(皮质醇®)	负荷试验	100 mg IV
舒更葡糖	拮抗肌松药	2~4 mg/kg
新斯的明	拮抗肌松药	2~5 mg IV*
格隆溴铵	拮抗肌松药	0.2~1.0 mg IV*

* 必须一起使用以避免致命的心动过缓。

参考文献

Apan, A., & Apan, O. (2014). Complications in Spinal Anaesthesia. In *Topics in Spinal Anaesthesia* (pp. 139-159.). Intech. Retrieved from http://dx.doi.org/10.5772/58817

Apfelbaum, J., Agarkar, M., Connis, R., & others. (2017). Practice Guidelines for Preoperative Fasting and the Use of Pharmacologic Agents to Reduce the Risk of Pulmonary Aspiration: Application to Healthy Patients Undergoing Elective Procedures. *Anesthesiology, 126*, 376-393.

Apfelbaum, J., Connis, R., & Nickinovich, D. (2012, March). Practice Advisory for Preanesthesia Evaluation. *Anesthesiology, 116*(3), 1-17.

Belena, J. M., Ochoa, E., Nunez, M., & others, a. (2015, Nov 27). Role of Laryngeal Mask Airway in Laparoscopy Cholecystectomy. *World Journal of Gastrointestinal Surgery, 7*(11), 319-325.

Bernards, C. M. (2009). Epidural and Spinal Anesthesia. In P. G. Barash, *Clinical Anesthesia, Sixth Edition* (6th ed., pp. 927-954). Philadelphia: Lippincott Williams & Wilkins.

Bisschops, M., Holleman, C., & Huitink, J. (2010). Can Suggamadex save a patient in a 'cannot intubate, cannot ventilate' situation? *Anaesthesia, 65*(9), 936-941.

Bouroche, G., & Bourgain, J. (2015). Preoxygenation and general anesthesia: a review. *Minerva Anestesiol., 81*, 910-920.

Butterworth, J., & Lahaye, L. (2019, Apr 19). *Clinical use of local anesthetics in anesthesia*. Retrieved Jan 9, 2020, from UpToDate: http://uptodate.com/contents

Cannesson, M., Desebbe, O., Rosamel, P., & others. (2008). Pleth variability index to monitor the inspiratory variations in the pulse oximeter plethysmographic waveform amplitude and predict fluid responsiveness in the operating theatre. *British Journal of Anaesthesia*, 200-206.

Casati, A., Fanelli, G., Borghi, B., & others. (1999). Ropivacaine or 2% Mepivacaine for Lower Limb Peripheral Nerve Blocks. *Anesthesiology, 90*, 1047-1052.

Coda, B. (2005). Opioids. In P. Barash, B. Cullen, & R. Stoelting, *Clinical Anesthesia* (5th ed., pp. 377-378.). Philadelphia: Lippincott Williams & Wilkins.

Dahmani, S., Delivet, H., & Hilly, J. (2014). Emergence delirium in children: an update. *Curr Opin Anaesthesiol, 27*(3), 309-315.

de Souza, C., Tardelli, M., Tedesco, H., & others. (2015). Efficacy and safety of sugammadex in the reversal of deep neuromuscular blockade induced by rocuronium in patients with end-stage renal disease: A comparative prospective clinical trial. *Eur J Anaesthiol, 32*, 681-6.

Diagnosis and Management of Spinal and Peripheral Nerve Hematoma. (2020, 1 12). Retrieved from nysora.com/foundations-of-regional-anesthesia/complications.

Foss, N., Kristensen, B., Bundgaard, M., & Others, a. (2007, Apr). Fascia Iliaca Compartment Blockade For Acute Pain Control In Hip Fracture Patients: A Randomized, Placebo-Controlled Trial. *Anesthesiology, 106*(4), 773-778.

Frey, K., Holman, S., Mikat-Stevens, M., & others. (1998). The Recovery Profile of Hyperbaric Spinal Anesthesia With Lidocaine, Tetracaine, and Bupivacaine. *Regional Anesthesia and Pain Medicine, 23*, 159-163.

Harten, J., Boyne, I., Hannah, P., & others. (2005). Effects of height and weight adjusted dose of local anaesthetic for spinal anaesthesia for elective Caesarean section. *Anaesthesia, 60*, 348-353.

Hermanides, J., Hollmann, M., Stevens, M., & others. (2012). Failed epidural: causes and management. *British Journal of Anaesthesia, 109*, 144-154.

Horlocker, T. (2000). Complications of spinal and epidural anesthesia. *Anesthesiology Clinics of North America, 18*(2), 461-485.

Horlocker, T., Vandermeuelen, E., Kopp, S., & others. (2018). Regional Anesthesia in the Patient Receiving Antithrombotic or Thrombolytic Therapy. *Regional Anesthesia and Pain Medicine, 43*, 263-309.

Howard, I., Wigley, J., Rosen, G., & others. (2017). Glycopyrrolate: It's time to review. *Journal of Clinical Anesthesia, 36*, 51-53.

Ilfeld, B., Malhotra, N., Furnish, T., & others. (2013). Liposomal Bupivacaine as a Single-Injection Peripheral Nerve Block: A Dose-Response Study. *Anesthesia & Analgesia, 117*, 1248-1256.

Jeng, C., Torillo, T., & Rosenblatt, M. (2010). Complications of Peripheral Nerve Blocks. *BJA, 105*, i97-i107.

Joffe, A., Aziz, M., Posner, K., & others. (2019). Management of Difficult Tracheal Intubation: A Closed Claims Analysis. *Anethesiology, 131*(4), 818-829.

Joshi, G. P. (2019, May 9). *Intraoperative Fluid Management.* Retrieved from www.UptoDate.com.

Joshi, G., & Kehlet, H. (2019). Enhanced Recovery Pathways: Looking Into the Future. *Anesthesia & Analgesia, 128*(1), 5-7.

Kharasch, E., Avram, M., & Clark, J. (2020). Rational Perioperative Opiod Management in the Era of the Opioid Crisis. *Anesthesiology, 132*(4), 603-605.

Kunst, G., & Osterman, M. (2017). Intraoperative permissive oliguria - how much is too much? *British Journal of Anesthesia, 119*(6), 1075-1077.

Larson, M. D. (2005). History of Anesthetic Practice. In R. D. Miller, *Miller's Anesthesia, Sixth Edition* (6th ed., pp. 3-52). Philadelphia: Elsevier Churchill Livingstone.

Ljungqvist, O., Scott, M., & Fearson, K. (2017). Enhanced Recovery After Surgery. A Review. *JAMA Surg, 152*(3), 292-298.

Macfarlane, A., Brull, R., & Chan, V. (2018). Spinal, Epidural and Caudal Anesthesia. In M. C. Pardo, & R. D. Miller, *Basics of Anesthesia, 7th Edition.* Philadelphia: Elsevier.

Martin, J. L., & Njoku, D. B. (2005). Metabolism and Toxicity of Modern Anesthetics. In R. D. Miller, *Milller's Anesthesia, Sixth Edition* (6th ed., pp. 231-272). Philadelphia: Elsevier Churchill Livingstone.

Mauck, K. (2013). Preoperative Testing Before Noncardiac Surgery: Guidelines and Recommendations. *American Family Physician, 87*(6), 414-418.

McCormack, P. L. (2011). Celecoxcib. *Drugs, 71*(18), 2457-2489.

McGrath, C., & Hunter, J. (2006). Monitoring of neuromuscular block. Continuing Education in Anaesthesia. *Critical Care & Pain, 6*, 7-12.

McKay, R. E. (2018). Inhaled Anesthetics. In M. C. Pardo, & R. D. Miller, *Basics of Anesthesia, 7th Edition.* Philadelphia: Elsevier.

Medicine.uiowa.edu. (2019, 10 13). Retrieved from

Medicine.uiowa.edu/iowaprotocols/maximum-recommended-doses-and-duration-local-anesthetic.

Mehta, S., Bhanaker, S., Posner, K., & Domino, K. (2013). Operating Room Fires; A Closed Claims Analysis. *Anesthesiology, 118*(5), 1133-1139.

Mercer, S., & Moneypenny, M. (2011). Can Suggamadex save a patient in a simulated 'cannot intubate, cannot ventilate' situation? Comment. *Anaesthesia, 66*(3), 223-224.

Merk Sharp & Dohme Corp. (2019, Nov 6). *merckconnect.com/bridion/safety-information/*. Retrieved from merckconnect.com: merckconnect.com/bridion/safety-information/

Miller, R. D. (2018). Neuromuscular Blocking Drugs. In M. C. Pardo, & R. D. Miller, *Basics of Anesthesia, 7th Edition.* Philadelphia: Elsevier.

Muluk, V., Cohn, S., & Whinney, C. (2019, April 12). *Perioperative medication management.* Retrieved April 10, 2020, from UpToDate: uptodate.com/contents/perioperative-medication-management

Naguib, M., & Lien, C. (2005). Pharmacology of Muscle Relaxants and Their Antagonists. In R. D. Miller, *Miller's Anesthesia, Sixth Edition* (6th ed., pp. 481-572). Philadelphia: Elsevier Churchill Livingstone.

Peltoniemi, M., Hagelberg, N., & Olkkola, K. (2016). Ketamine: A Review of Clinical Pharmacokinetics and Pharmacodynamics in Anesthesia and Pain Therapy. *Clin Pharmacokinet, 55*(9), 1059-1077.

physorders.pdf. (2004). Retrieved from Loyola University College: http://www.meddean.luc.edu/lumen/meded/Medicine/subint/2004_05/floorcs/Pain/pcaorders.pdf

Pierre, S., & Whelan, R. (2013). nausea and vomiting after surgery. Continuing Education in Anaesthesia. *Critical Care & Pain, 31*, 28-32.

Rosenberg, P., Veering, B., & Urmey, W. (2004). Maximum Recommended Doses of Local Anesthetics: A Multifactorial Concept. *Regional Anesthesia and Pain Medicine, 29*(6), 564-576.

Russell, IF. (2004). A comparison of cold, pinprick and touch for assessing the level of spinal block at caesarean section. *International Journal of Obstetric Anesthesia, 13*, 146-152.

Santos, A., Arthur, R., Wlody, D., & others. (1995). Comparative Systemic Toxicity of Ropivacaine and Bupivacaine in Nonpregnant and Pregnant Ewes. *Anesthesiology, 82*(3), 734-740.

Schroeder, K. M. (2020). Regional Anesthesia in the Emergency Department. *Audiodigest Anesthesiology, 62*(47), 1-4.

Sleigh, J., & R, S. (2014). Bisipectral Index monitor: an evidence-based analysis. *Anesthesia & Analgesia, 119*(2), 234-236.

Sobol, J., Gershengorn, A., Wunsch, H., & others. (2013). The Surgical Apgar score is strongly associated with ICU admission after high-risk intra-abdominal surgery. *Anesth Analg, 117*(2), 438-446.

Soehle, M., Ellerkman, R., Grube, M., & others. (2008). Comparison Between Bispectral Index and Patient State Index as Measures of the Electroencephalographic Effects of Sevoflurane. *Anesthesiology, 109*, 789-805.

Stevens, M., Harrison, G., & McGrail, M. (2007, Dec). A Modified Fascia Iliaca Compartment Block Has Significant Morphine-Sparing Effect After Total Hip Arthroplasty. *Anaesth Intensive Care, 35*(6), 949-952.

Swaminathan, A. (2017, May 18). *Local Anesthetic Systemic Toxicity (LAST)*. Retrieved from REBELEM: www.rebelem.com/local-anesthetic-systemic-toxicity-last/

UnivFL. (2019, July 10). *Pain Assessment and Management Initiative, University of Florida College of Medicine-Jacksonville*. Retrieved from American Society Pain Management and Dosing Guide: http://pami.emergency.med.jax.ufl.edu/

Versyk, B., Geffen, G., Van, G., & Chin, K. (2019). Analgesic Efficacy of the PECS II Block: A Systematic Review and Meta-Analysis. *Anaesthesia, 74*(5), 663-673.

Weber, U., Oguz, R., Potura, L., & others. (2011). Comparison of the i-gel and the LMA-Unique laryngeal mask airway in patients with mild to moderate obesity during elective short-term surgery. *Anaesthesia, 66*(6), 481-487.

Weinberg, G., Rupnik, B., Aggarwal, N., & others, a. (2020). Local Anesthetic Systemic Toxicity (LAST) Revisited: A Paradigm in Evolution. *ASPF Newsletter, 35*(1), 1-7.

White, D. (2003). Uses of MAC. *British Journal of Anaesthesia, 91*, 167-169.

Yap, E., & Gray, A. (2018). Peripheral Nerve Blocks. In M. C. Pardo, & R. D. Miller, *Basics of Anesthesia, 7th Edition*. Philadelphia: Elsevier.

Zaric, D., & Pace, N. (2009). Transient neurologic symptoms (TNS) following spinal anesthesia with lidocaine versus other anaesthetics. *Cochrane Database Syst Rev, 2*, CD003006.

索　引